Rehabilitation und Prävention 42

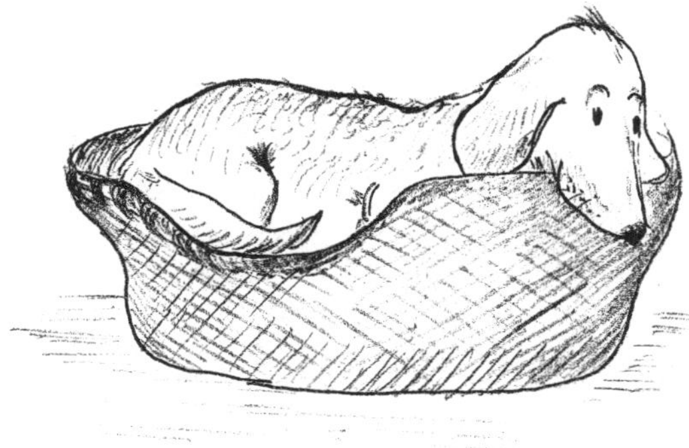

Springer

Berlin
Heidelberg
New York
Barcelona
Budapest
Hongkong
London
Mailand
Paris
Santa Clara
Singapur
Tokio

Luise Lutz

MODAK – Modalitätenaktivierung in der Aphasietherapie

Ein Therapieprogramm

Mit 2 Abbildungen, einem Befundbogen
und 180 Situationsbildern,
gezeichnet von Inga Ortmann-Röpke

Springer

Luise Lutz

Dr. / Klinische Linguistin
Iserbarg 13
D-22559 Hamburg

ISSN 0172-6412
ISBN 3-540-62978-5 Springer-Verlag Berlin Heidelberg New York

Die Deutsche Bibliothek – CIP-Einheitsaufnahme
Lutz, Luise: MODAK – Modalitätenaktivierung in der Aphasietherapie (Rehabilitation und Prävention): ein Therapieprogramm / Luise Lutz. Ill. von I. Ortmann-Röpcke. – Berlin; Heidelberg; New York; Barcelona; Budapest; Hongkong; London; Mailand; Paris; Santa Clara; Singapur; Tokio: Springer, 1997
(Rehabilitation und Prävention; 42)
ISBN 3-540-62978-5

Umschlaggestaltung: Künkel + Lopka Werbeagentur GmbH, Heidelberg
Satz: tbs Schaedla, Sandhausen
SPIN: 10122066 21/3133 - 5 4 3 2 1 0 – Gedruckt auf säurefreiem Papier

Dank

Mitten im vollen Praxisbetrieb ein Buch zu schreiben – und sei es noch so dünn – ist fast unmöglich. Es ist mir nur durch die tatkräftige Unterstützung meiner Kollegin und Freundin Dr. Renate Böttcher gelungen. Ich dankeDir sehr für alles, Renate – die inspirierenden Gespräche mit Dir werden mir immer im Gedächtnis bleiben!

Ich danke auch all denen, die das MODAK-Programm aufgrund der Beschreibungen in meinem früheren Buch schon angewandt und mich mit ihren vielen positiven Rückmeldungen zu dem folgenden Text ermutigt haben.

Sehr dankbar bin ich Inga Ortmann-Röpke für die gute Zusammenarbeit, für ihre Geduld bei all meinen Änderungswünschen und vor allem für all die netten Leute, die – aus ihrer Feder stammend – nun den ganzen Tag meine Praxis bevölkern.

Die Entwicklung des MODAK-Programms war nur möglich, weil meine Patienten die Mühen der Therapie immer wieder so bereitwillig auf sich nehmen. Ihnen danke ich am meisten.

Inhalt

Rehabilitation und Prävention, Bd. 42
L. Lutz
MODAK – Modalitätenaktivierung in der Aphasietherapie
1. Auflage

Erratum

S. 4, Zeile 21 und 28:
Paraphasien
statt
Paraphrasien

Springer

…hat sich in der Praxis entwickelt. Es entstand bei …en Aphasien zumindest minimale sprachliche und kommunikative …eiten aufzubauen und zu automatisieren. Im Laufe der Jahre zeigte sich, daß dieses Vorgehen auch bei weniger schweren Aphasien sinnvoll eingesetzt werden kann.

Die Entwicklung des Programms beruht auf Überlegungen, die den neurolinguistischen Hintergrund der Aphasien betreffen, d. h. auf Annahmen über die Erzeugung und Verarbeitung von Sprache, die in diversen neurolinguistischen Modellen dargestellt werden (z. B. Morton und Patterson 1980; Garrett 1984; Butterworth 1985; Blanken et al. 1988; Levelt 1989 und andere).

Darüber hinaus gelangte ich aufgrund von Beobachtungen aphasischer Reaktionen im Rahmen der therapeutischen Praxis zu der Überzeugung, daß die Effektivität der Aphasietherapie gesteigert werden kann, wenn einerseits die enge symptomorientierte Behandlung der reinen Sprachproblematik durch eine Behandlung gewisser tieferliegender neurophysiologischer bzw. -psychologischer Störungen ergänzt wird und andererseits die Förderung kommunikativer Fähigkeiten besonderes Gewicht erhält. Diese Überlegungen spielten bei der Entwicklung von MODAK ebenfalls eine Rolle.

1 Der neurolinguistische Hintergrund der Aphasien

Alles, was wir an Sprache verwenden, wird durch ein riesiges neuronales Netzwerk automatisch und unbewußt funktionierender Prozesse erzeugt. Ein großer Teil dieses Netzwerks besteht aus den Regelkreisen (Modulen) der Inneren Sprache, deren Arbeit auf chemischen und elektrischen Signalen basiert. Diese Prozesse stellen das Programm her, das den 4 großen Regelkreisen der Äußeren Sprache (den *Modalitäten*) als Grundlage für das SPRECHEN, VERSTEHEN, LESEN und SCHREIBEN dient. Beim *Sprechen* wird das Programm durch die Bewegung des Artikulationsapparates in Laute umgesetzt, beim *Schreiben* durch Bewegungen der Hand in Buchstaben. Beim *Verstehen* wandeln die Prozesse der Inneren Sprache die im Ohr ankommenden Schallwellen in Wörter und Sätze um, beim *Lesen* ordnen sie den von den Augen aufgenommenen Strichkonfigurationen die entsprechenden Bedeutungen zu (Lutz 1996).

Unter den vielfältigen Ursachen für aphasische Reaktionen werden zur Zeit v. a. gestörte Mechanismen innerhalb der Module der Inneren Sprache, d. h. Störungen innerhalb der semantischen, syntaktischen und phonologischen Bereiche der Sprachverarbeitung, sowie Störungen bei der Umsetzung des Sprachprogramms in die 4 Sprachmodalitäten untersucht und behandelt.

➔ Neben diesen Störungen sind mir im Laufe der Jahre immer wieder aphasische Fehlleistungen aufgefallen, die ihre Ursache in *tieferliegenden Störungen neurophysiologischer bzw. -psychologischer Vorgänge* zu haben scheinen; d. h. in

- Störungen der Hemmprozesse,
- gestörten parallelen Prozessen und
- reduzierter Aktivierung bei der Sprachproduktion und -verarbeitung.

Gestörte Hemmprozesse

Die grundlegenden Mechanismen aller Nerventätigkeit, also auch der neuronalen Arbeit innerhalb der Sprachregion, sind Erregung und Hemmung. Hemmende, kontrollierende Schaltungen scheinen bei linguistischen Vorgängen eine besonders wichtige Rolle zu spielen: „Sie bedeuten Abgrenzung, Auswahl, Präzisierung, Ausschluß, Präferenz" (Schlote 1988, S. 45).

Bei Verletzungen der linken Hemisphäre, wie sie bei Schlaganfall, Schädel-Hirn-Trauma usw. entstehen, scheinen die für die Erregungs- und Hemmungsvorgänge im Bereich der Sprachregionen zuständigen biochemischen Prozesse nicht mehr ordnungsgemäß zu funktionieren, so daß die Informationsübertragung innerhalb dieser neuronalen Schaltkreise gestört wird. Dadurch gerät das in Höchstgeschwindigkeit arbeitende Netzwerk der Inneren und Äußeren Sprachprozesse aus dem Gleichgewicht: Die Systeme arbeiten nicht mehr zusammen.

Gestörte Hemmprozesse kommen in allen sprachlichen Modalitäten vor und bewirken z. B. die folgenden aphasischen Fehlleistungen:

- Kontaminationen aufgrund nicht unterdrückter Assoziationen:
  - *Satzverschränkungen.* Zwei Sätze werden gleichzeitig abgerufen und kontaminieren:
    „Ich habe mich hier gut gefühlt" und „Ich habe mich hier wohl gefühlt" ergab: „Ich habe mich hier gut gewohlt!" (gesprochen).
    „Der Uhu ist ein nächtlicher Raubvogel" und „Uhus sind mächtige Raubvögel" ergab: „Der Uhu ist ein nächtiger Raubvögel" (geschrieben).
  - *Neologismen.* Sie entstehen, wenn zum Zielwort eine Assoziation abgerufen wird und mit dem Zielwort kontaminiert:
    Auf die Frage: „Und was machen Sie im Garten?", antwortete ein Aphasiker: „Ich graufel im Garten." Das Verb „grabe" kontaminierte mit der Assoziation „Schaufel" (gesprochen).
    „Mänder" (geschrieben) entstand, als das Zielwort „Zähne" mit der Assoziation „Mund" kontaminierte, wobei das in „Zähne" enthaltene Pluralmorphem in die Produktion mit hineinspielte.
- Semantische Paraphrasien: Sie entstehen, wenn das Zielwort völlig gehemmt und nur die Assoziation erzeugt wird:
  „Der Bus kommt" für „Das Taxi kommt" (gesprochen).
- Zeitberechnungsfehler: Sie entstehen, wenn ein sprachliches Element zu früh abgerufen, d. h., nicht lange genug gehemmt wird, während das unterdrückte Element gar nicht oder später an falscher Stelle erscheint. So ergeben sich
  - *Lautumstellungen (phonematische Paraphrasien)*
    „Bolkan" für „Balkon" (gesprochen).
  - *Silbenvertauschungen.*
    „Feno" für „Ofen" (geschrieben).
  - *Wortvertauschungen.* Substantive werden bei Aphasie häufig zu früh produziert, da sie leichter abgerufen werden können als Wörter aus anderen Kategorien (s. Engelkamp 1991):
    „Er best mit dem Feger" für „Er fegt mit dem Besen" (gesprochen).
    „Sie äpfelt" für „Sie ißt einen Apfel" (gesprochen).
    In diesen beiden für Aphasie typischen Fällen wurde das Stammelement für „Besen" bzw. „Apfel" jeweils zu früh abgerufen. Anschließend wurde im ersten Fall das Verb substantiviert produziert und im anderen Fall unterdrückt.
  - *Bedeutungsveränderungen durch Wortumstellungen (beim Verstehen).*
    „Peter besucht Anna" wurde als „Anna besucht Peter" verstanden, weil der Aphasiker den Namen seiner Tochter Anna, da er ihm geläufiger war, zuerst dekodierte, ihn also nicht genügend lange hemmte.
- Perseverationen: Sie entstehen, wenn ein schon produziertes Sprachelement nicht ordnungsgemäß gelöscht (= gehemmt) wird:
  Therapeut: „Und was haben Sie heute noch vor?" Patient: „Stadt ... Schuhe kaufen ... und Haare kaufen ... nein ... Haare ... schnaufen ... nein ... Haare ... schneiden" (gesprochen).
- Redundanzen: Aphasiker sprechen oft aus, was eigentlich selbstverständlich ist. Auch beim *Lesen* kommen solche Redundanzen vor: Das, was zwischen den Zeilen steht und normalerweise nicht ausgesprochen wird, kann bei Aphasie manchmal nicht genügend gehemmt werden.
  „Meine Frau hat mich angerufen mit dem Telefon" (gesprochen).

„Sie konnte die Tür nicht aufschließen, weil sie zugefroren war" wurde vorgelesen als „Sie konnte die Tür mit Schlüssel nicht aufschließen, weil das Türschloß voll Eis zugefroren war."

- Diskonnektionen:
  - *Diskonnektionen der Modalitäten.* Es kommt häufig vor, daß in einer Modalität das beabsichtigte Wort produziert wird, während in einer anderen Modalität eine Assoziation erscheint. Solche Diskonnektionen zeigen sich in verschiedenen Kombinationen:

    Lesen und Sprechen. Auf dem Papier steht „Sonderangebot", der Aphasiker liest laut: „Ausverkauf".

    Hören, Sprechen und Schreiben. Diktiert wird „Besen", die Aphasikerin sagt: „Feudel" und schreibt „Putz".

    Gestik und Sprechen. Auch bei rhythmischen Vorgängen kommen Diskonnektionen vor: Beim Abzählen der Finger an einer Hand zählt ein Aphasiker evtl. z. B. bis acht.
  - *Diskonnektionen von Teilsystemen der Inneren Sprache.* Nicht nur die Modalitäten driften auseinander. Auch Teilsysteme der Inneren Sprache, von denen manche korrekt, andere gestört funktionieren, scheinen nicht mehr zusammenzuarbeiten, so daß sich im gesamten Netzwerk der Sprachproduktion und -verarbeitung vielfältige und häufig variable Störungsmuster ergeben.

Gestörte Parallelität

Im Netzwerk der Spracherzeugungs- und -verarbeitungsprozesse scheinen parallele Prozesse neben den sequentiellen eine große Rolle zu spielen, z. B. bei der Worterkennung:

> „Wortanalyse und -erkennung sind interaktive Prozesse mit parallellaufenden lexikalischen, syntaktischen und semantischen Komponenten. Die Entscheidung über die Bedeutung eines Wortes wird durch die Rückkopplung in parallel aktivierten Schaltkreisen rasch eingeengt ..." (Schlote 1988, S. 41f).

Ein schwerwiegendes Problem bei Hirnverletzungen ist die reduzierte Fähigkeit, parallele Prozesse zu steuern. Auch Aphasiker haben in unterschiedlichem Maße Schwierigkeiten mit der parallelen Verarbeitung. Zum Beispiel bleiben viele Aphasiker stehen, wenn sie etwas sagen möchten. Sie können nicht gleichzeitig sprechen und gehen. Gestörte Parallelität scheint einer ganzen Reihe *aphasischer Fehlleistungen* zugrundezuliegen, u. a. bei

- *Schwierigkeiten mit Frage- und Passivtransformationen, Negationen, Einbettungen.* Für diese komplexen grammatischen Strukturen müssen in der Inneren Sprache diverse Programmierungs- bzw. Verarbeitungsschritte durchgeführt werden, bei denen bestimmte Verkettungen von sprachlichen Elementen fortlaufend aktiviert werden, während andere sprachliche Elemente parallel – fast gleichzeitig – ersetzt, umgestellt, addiert oder gelöscht werden. Aphasiker können diese parallelen Arbeitsschritte entweder gar nicht oder nur unter großer Mühe durchführen (Lutz 1996).
- *Schwierigkeiten mit der Konjugation.* Möglicherweise spielt auch die gestörte parallele Verarbeitung bei den Schwierigkeiten mit der Konjugation eine Rolle: Wenn ein Aphasiker z. B. „trinkt" sagen will, muß er das Stammelement „trink" abrufen und fortlaufend aktivieren, während er parallel dazu mehrere weitere Abrufprozesse durchführen muß, um das Personal- und Zeitmorphem zu programmieren.

- *Schwierigkeiten beim Nacherzählen.* Es fällt vielen nur noch mittelschwer bis leicht betroffenen Aphasikern schwer, den Textrahmen und die Details eines Textes gleichzeitig, d. h. parallel, zu programmieren und zu produzieren.
- *Schwierigkeiten in Gesprächen.* Gestörte Parallelität scheint auch die Ursache für ein aphasisches Phänomen zu sein, das der Aphasiker Bruno Mickeleit in seinem ausführlichen Erfahrungsbericht (1996) beschreibt: Er kann im Gespräch nicht gleichzeitig zuhören und seinen eigenen Gesprächsbeitrag planen; nur in einer Gesprächspause kann er das, was er sagen möchte, programmieren.

Reduzierte Aktivierung

Um Sprache produzieren und verarbeiten zu können, müssen die neuronalen Schaltkreise und Netzwerke ein bestimmtes Aktivationsniveau aufweisen, und der Grad der Aktivierung hängt nicht nur vom Stoffwechsel ab, sondern auch von äußeren Reizen (Luria 1992). Aphasische Abweichungen entstehen vermutlich auch dadurch, daß bei Aphasie die sprachspezifischen neuronalen Schaltkreise entsprechend dem Informationsgehalt der sprachlichen Elemente in der jeweiligen Situation unterschiedlich stark aktiviert werden. Die Auslassung von Silben, von Funktionswörtern und von Wörtern, die das „Thema" einer Äußerung betreffen, könnte auch auf solchen Aktivierungsstörungen beruhen.

- *Auslassung unbetonter Silben.* Die Ursache dafür ist möglicherweise eine reduzierte Aktivierung der Sprachmechanismen, die unbetonte Silben erzeugen:
  „Kanische Publik" für „Dominikanische Republik".
- *Auslassung unbetonter Funktionswörter.* Auch hier könnte reduzierte Aktivierung der neuronalen Schaltkreise Grund für die Abrufprobleme sein:
  „Fährt Hause" für „Er fährt nach Hause"
  (Betonte Verbpartikel am Ende eines Satzes werden dagegen häufiger produziert: „wäscht ab"; „kommt mit").
- *Auslassung des „Themas".* Jede Äußerung besteht aus einem „Thema" und einer „Aussage" über dieses Thema:

das Mädchen (= *„Thema"*)	ißt Eis (= *„Aussage"*)
Die Ladenschlußzeiten (= *„Thema"*)	wurden geändert" (= *„Aussage"*)

Das „Thema" muß dem Hörer bekannt oder zumindest von ihm identifizierbar sein, sonst kann er die gesamte Äußerung nicht verstehen. Die „Aussage" enthält die neue Information, sie wird daher betont und vermutlich auch stärker aktiviert (Lutz 1981).

Bei Aphasie wird das *„Thema"* häufig ausgelassen. Da es in der jeweiligen Situation weniger neue Information enthält als die „Aussage", wird es möglicherweise zugunsten der stärker aktivierten „Aussage" unterdrückt.

Beispiel Auf die Frage: „Wie war der Spaziergang?“ produzierte ein schwer betroffener Aphasiker, der sagen wollte: „Die Alster ist zugefroren“, nur das Wort „dicht“, obwohl ihm sonst Adjektive viel schwerer zugänglich waren als Substantive wie „Alster“ oder „Wasser“. „Dicht“ (auf Norddeutsch = „zugefroren“) war aber in dieser Situation die aufregende *Neuigkeit* (die *„Aussage“*) und bekam deshalb vermutlich mehr Aktivierungspotential als die thematischen Substantive „Wasser“ oder „Alster“.

Beispiel Ein anderer schwer betroffener Aphasiker sagte statt einer Begrüßung: „... geht nicht!“ Therapeutin (versuchte, das Thema zu finden): „Meinen Sie, die Therapie geht heute nicht? Müssen Sie gleich wieder weg?“ Aphasiker: „Nein, nein! ... geht nicht!“ Therapeutin: „Geht es Ihnen nicht gut? Sind Sie erkältet?“ Aphasiker, mit Nachdruck: „Nein! ... geht nicht! ... Sonntag!“ Endlich wurde klar, daß es um das für Sonntag verabredete Aphasikertreffen ging, zu dem er mit seiner Frau nicht kommen konnte.
Seine Äußerung wäre sofort verständlich gewesen, wenn er gesagt hätte: „Sonntag ... geht nicht!“, und normalerweise war er auch fähig, die Namen der Wochentage zumindest als Reihe zu produzieren. Aber in diesem Fall wurde das Wort „Sonntag“, das als „Thema“ fungierte, vermutlich nicht genügend aktiviert, da der Aphasiker gern zu dem Treffen gekommen wäre und die Worte, die seine Absage ausdrückten, durch die damit verbundenen Emotionen stärker aktiviert wurden.

Ob ein Aphasiker ein Wort abrufen und produzieren kann, hängt also u. a. auch davon ab, wieviel neue (bzw. den Aphasiker besonders interessierende) Information es in der jeweiligen Situation übermittelt bzw. ob es als „Thema“ oder als „Aussage“ in der Äußerung erscheint.

In welchem Maße Störungen der Hemm- und Kontrollprozesse, der Parallelität, der Aktivierung und anderer neurophysiologischer bzw. neuropsychologischer Prozesse bei der Entstehung aphasischer Reaktionen eine Rolle spielen, wird noch genauer untersucht werden müssen. (Zur Darstellung neurophysiologischer bzw. neuropsychologischer Vorgänge s. z. B. Changeux 1984; Schlote 1988; Luria 1992; Edelmann 1993.)

2 Überlegungen zum therapeutischen Vorgehen

Bei schweren und mittelschweren Störungen kann das Therapieziel nicht die normale Sprache sein – sie ist, wenn überhaupt, erst in einem viel späteren Stadium erreichbar.

➔ Für realistisch halte ich das Ziel,
- so schnell wie möglich
- bei möglichst geringer Belastung
- die bestmögliche Kommunikationsfähigkeit

zu erreichen. Dieses Ziel muß für jeden Aphasiker individuell gesehen werden; es liegt immer etwas über seinen aktuellen Sprachfähigkeiten und verändert sich ständig, seinen Fortschritten entsprechend, in Richtung normaler Sprache.

Damit dieses Ziel – bestmögliche Kommunikation – erreicht werden kann, müssen einerseits die *spezifischen sprachlichen Störungen* (z. B. der semantischen, lexikalischen, syntaktischen, morphologischen, phonologischen, artikulatorischen Prozesse) und andererseits die oben geschilderten *Störungen tieferliegender neurophysiologischer und neuropsychologischer Systeme* (z. B. Hemmung, Parallelität, Aktivierung) behandelt werden. Darüber hinaus ist auch ein spezielles Training der *Reaktionen, die im Gespräch wichtig sind* (z. B. Sprecher- und Hörstrategien, Hörersignale, Berechnung der Informationsmenge, Einsatz von Floskeln usw. s. Lutz 1996), erforderlich. Da bei allen sprachlichen Reaktionen die Psyche eine große Rolle spielt, muß in der Behandlung (z. B. bei der Wahl des Therapiematerials) auch die *Persönlichkeit des Patienten* – seine Interessen, seine Kenntnisse usw. – berücksichtigt werden.

Da die Fähigkeit zur Steuerung paralleler Prozesse bei Aphasie stark eingeschränkt ist, erfolgt die systemorientierte Behandlung *in Einzelschritten:* Die jeweiligen präzise diagnostizierten semantischen/lexikalischen/syntaktischen/phonologischen Störungen werden einzeln in allen Modalitäten geübt, wobei der Schwierigkeitsgrad langsam gesteigert wird. Das der MODAK-Therapie zugrundeliegende Bildmaterial ist dementsprechend geordnet.

➔ Dem kommunikativen Ziel entsprechend sind alle MODAK-Übungen so angelegt, daß grundsätzlich mit Sätzen bzw. Teilsätzen gearbeitet wird, bei schweren Störungen mit Ein-Wort-Sätzen bzw. stereotypen Wendungen.

Diese Äußerungen sollen aber nicht (auswendig) gelernt werden, denn – anders als beim Erwerb der Muttersprache oder beim Fremdsprachenunterricht – kann es bei der Aphasietherapie nicht um den Erwerb eines festgelegten Vokabulars oder Satzinventars gehen, sondern um das *Wiederverfügbarmachen abstrakter Strukturen*, bei schweren Störungen zunächst nur um die Muster von Ein-Wort-Sätzen bzw. stereotypen Wendungen. Zwar kann es vorkommen, daß häufig benutzte und besonders vertraute Wörter und Wendungen im Laufe der Therapiesitzungen allmählich leichter aktiviert werden können; dennoch kann mit einem verläßlichen Abruf selbst solcher vertrauter Sprachelemente zunächst nicht gerechnet werden. Deshalb ist das MODAK-Programm so aufgebaut, daß in einer ganzen Reihe von Übungssequenzen immer die gleichen kategorialen (z. B. syntaktischen oder morphologischen) Muster, aber nicht die gleichen Wörter, geübt werden.

➔ Das Wiederverfügbarmachen ist nur möglich, wenn die Prozesse der Spracherzeugung und -verarbeitung angeregt werden können, entweder ihre frühere Aktivität – zumindest teilweise – wieder aufzunehmen oder sich über andere Bahnen zu reorganisieren. In jedem Fall geht es um eine Aktivierung und Reorganisation der Sprachprozesse.

Wie der Name MODAK (Modalitäten-Aktivierung) andeutet, versuche ich mit diesem Programm v. a., die Aktivierung der Sprachprozesse durch eine *Verknüpfung der Modalitäten* zu erreichen: Die einzelnen Übungsschritte, die jeweils sprachsystematische Probleme betreffen (z. B. die Erzeugung der syntaktischen Struktur Verb + Objekt), werden in allen 4 Modalitäten durchgeführt, wobei mehrere Modalitäten gleichzeitig (parallel) oder nacheinander angeregt werden.

BEISPIEL

Bei der Übung Zeigen *hört* der Aphasiker einen (Teil-)Satz, *sieht* dabei mehrere Bilder, *zeigt* dann auf das entsprechende Bild, *spricht* evtl. dabei das entsprechende Substantiv und *hört* den Satz noch einmal vom Therapeuten.

Die einzelnen Teilleistungen der verschiedenen Modalitäten, die jeweils auf einer Erhöhung der elektrischen Impulsaktivität bestimmter Neuronengruppen beruhen, unterstützen sich offenbar gegenseitig: Wenn eine Übung in einer Modalität entweder selbständig oder mit therapeutischer Unterstützung richtig durchgeführt wird, dann profitiert davon eine parallel oder nachgeschaltete Modalität, da die Spuren der neuronalen Aktivitätsmuster noch für kurze Zeit im Gehirn zurückbleiben (Engelkamp 1991).

Dieser Deblockierungseffekt, der durch Weigl (1979; 1981) weithin bekannt gemacht wurde, zeigt sich selbst dann, wenn die vorgeschaltete Modalität nicht intakt ist und nur mit Hilfe des Therapeuten eingesetzt werden kann (Als-ob-Vorgehen, s. Kap. 3).

BEISPIEL

In vielen Fällen können selbst schwer betroffene Aphasiker mit einer schweren Störung der Schriftsprache bei der Verknüpfung der Modalität „Schreiben" mit ihrem Subsystem „Wortlegen aus Buchstaben", nachdem sie ein Substantiv mit therapeutischer Unterstützung aus Buchstaben zusammengelegt und es einmal abgeschrieben haben, dieses Wort sofort anschließend selbständig, d. h. ohne Vorlage, schreiben.

Die Verknüpfung von Teilleistungen unterschiedlicher Modalitäten bewirkt offenbar eine Integration dieser Leistungen *auf einer höheren Steuerungsebene*. Dabei werden bestimmte sprachliche Abläufe nicht nur aktiviert, sondern können bei häufiger Wiederholung der Verknüpfungen letztendlich sogar automatisiert werden.

➔ Da es sich bei der Spracherzeugung und -verarbeitung immer um hochautomatisierte Prozesse handelt, ist eine möglichst weitgehende Automatisierung der in der Therapie geübten sprachlichen Reaktionen ein wesentliches Ziel des MODAK-Vorgehens. Automatisierung ist eine Voraussetzung für die Generalisierung der geübten Sprachmuster.

Wenn die Aphasiker daran gewöhnt werden, innerhalb relativ leicht aktivierbarer Bereiche ihres sprachlichen Wissens (z. B. innerhalb der Kategorie Substantive) ständig neue Wörter und (zunächst gleichstrukturierte) Teilsätze mündlich und schriftlich zu produzieren, zu verstehen und zu lesen und damit die Erzeugung und Verarbeitung dieser Sprachmuster in gewissem Maße zu automatisieren, dann gelingt es ihnen auch leichter außerhalb der Therapie, selbständig und der Situation entsprechend Wörter und kurze Wendungen zu erzeugen und zu verstehen, d. h., in der Therapie geübte sprachliche Reaktionen zu generalisieren.

Die für die Automatisierung und Generalisierung so wichtige Aktivierung der Sprachmechanismen wird beim MODAK-Programm nicht nur durch einen ständigen Wechsel der Modalitäten gefördert, sondern auch dadurch, daß die *Interessen der Aphasiker* möglichst weitgehend berücksichtigt werden. Im MODAK-*Dialog* und durch *inhaltliche Erweiterungen* bietet MODAK den Aphasikern die Möglichkeit, eigene Ideen, Eindrücke, Bewertungen usw. zu äußern. Es ist erstaunlich, welche ungewöhnlichen und komplizierten Wörter und Äußerungen ein schwer betroffener Aphasiker produzieren kann, wenn er emotional oder in bezug auf das Thema engagiert ist.

Das MODAK-Vorgehen fördert die Aktivität des Aphasikers auch dadurch, daß er ununterbrochen zum möglichst *selbständigen Handeln* angeregt wird:

Beispiel

Der Aphasiker soll nicht nachsprechen, sondern selbständig antworten; er soll beim Wort-Abschreiben einen oder mehrere Vokale selbständig einsetzen, und das Wortlegen wird dem Abschreiben vorgezogen; er soll nicht einen ganzen Satz abschreiben, sondern ihn aus Wörtern zusammenlegen. Bei der Übung Satzstreifen zuordnen wird der Aphasiker stärker aktiviert, wenn die Satzstreifen nicht offen vor ihm liegen, sondern wenn er einen Satzstreifen jeweils wie ein Los zieht und dann umdreht und dem entsprechenden Bild zuordnet.

Das MODAK-Programm berücksichtigt auf zweifache Weise die bei Aphasie stark eingeschränkte Fähigkeit, *parallele Prozesse* durchzuführen:
- Einerseits wird beim systematischen Sprachaufbau (z. B. beim Aufbau syntaktischer Muster) ein anfängliches Minimum an Parallelität *nur langsam gesteigert;*
- andererseits wird der Aphasiker durch die *Verknüpfung der Modalitäten* allmählich daran gewöhnt, mit mehreren Modalitäten gleichzeitig umzugehen und auf diese Weise parallel mehrere Prozesse zu steuern.

Die gestörten *Prozesse der Hemmung* werden auf vielfache Weise behandelt:
- *bei zu wenig Hemmung*
  - werden beim Zeigen (Auswählen von Bildern) und beim Zuordnen von Satzstreifen Sätze unterdrückt (gehemmt), die durch die nicht passenden Bilder stimuliert werden;

- müssen beim Wortlegen, Vokal-Einsetzen und selbständigen Schreiben jeweils nicht passende Buchstaben gehemmt werden;
- kommt beim selbständigen Schreiben die Hemmung von Assoziationen dazu;
- müssen beim Dialog alle Assoziationen unterdrückt werden.

- *Bei zu starker Hemmung:*
  - hat die ständige Aktivierung durch den Modalitätenwechsel bzw. die Modalitätenverknüpfung eine stark deblockierende Wirkung.

Die Verbesserung der kommunikativen Fähigkeiten (das eigentliche Ziel der Behandlung), wird in gewissem Sinne bei allen MODAK-Übungsschritten durch die Deblockierung und Automatisierung der sprachlichen Reaktionen gefördert, besonders aber durch den *Dialog*, bei dem die diversen Gesprächsreaktionen geübt werden. Zum Beispiel üben Wernicke-Aphasiker, im Dialog zuzuhören und den Gesprächspartner zu beachten, während Globale und Broca-Aphasiker zum prompten Antworten stimuliert werden. Ich habe den Eindruck gewonnen, daß Aphasiker generell, auch bei weniger schweren Störungen, üben müssen, den Standpunkt des Gesprächspartners und sein Wissen über den Gesprächsgegenstand zu berücksichtigen. Diese Gesprächsreaktionen können neben anderen auch in MODAK-Gruppen geübt werden.

Kommunikative und *sprachliche Kompetenz* entsprechen sich nicht immer: Manche Aphasiker mit einer schweren Sprachstörung lernen es, die ihnen verbliebenen sprachlichen Fähigkeiten im Gespräch so geschickt einzusetzen, daß man sie gut versteht. Andere Aphasiker, denen diese kommunikative Flexibilität fehlt, können sich trotz besser erhaltener Sprachfähigkeit in Gesprächen schlechter durchsetzen.

➔ Das MODAK-Programm soll v. a. helfen, die kommunikative Kompetenz zu steigern. Jeder Aphasiker soll beim Umgang mit MODAK erfahren, daß es im Gespräch nicht um korrekte, sondern um verständliche Äußerungen geht, so daß er Mut bekommt, sich trotz seiner gestörten Sprache zu äußern.

3 Die Zielgruppe

➔ MODAK ist für alle schwer oder mittelschwer betroffenen Aphasiker geeignet, die

- physisch und psychisch fähig sind, sich ca. 25 Minuten lang mit 4 Bildern, die vor ihnen auf dem Tisch liegen, zu beschäftigen,
- die die Tätigkeiten, die auf den Bildern gezeigt werden, erkennen können und
- die die störungsspezifische Übungsphase erreicht haben.

Schwere Aphasien

MODAK kann auch bei Aphasikern eingesetzt werden, die so schwer betroffen sind, daß sie in keiner Modalität adäquat reagieren können. Bei ihnen sollte das *Als-ob-Vorgehen* eingesetzt werden: Der Therapeut tut so, als ob der Aphasiker fähig wäre, die Übung durchzuführen, während er ihm in Wirklichkeit dabei hilft.

Durch das Als-ob-Vorgehen werden die grundlegenden sprachlichen Prozesse geübt und so weit angeregt, daß der Aphasiker allmählich bei immer mehr Arbeitsschritten auf die Hilfe des Therapeuten verzichten kann und selbständig mitarbeiten kann.

PRAKTISCHER HINWEIS

Wenn nach einigen Sitzungen selbst das Als-ob-Vorgehen zu keinerlei erkennbaren sinnvollen Reaktionen geführt hat oder wenn ein Aphasiker diese Form der Therapie ablehnt, sollte MODAK zunächst durch andere therapeutische Maßnahmen ersetzt werden.

Unterschiedlich stark gestörte Modalitäten

Auch wenn eine Modalität nur noch geringfügig betroffen ist, sollten die MODAK-Übungen in allen 4 Modalitäten durchgeführt werden. Durch die Kombination mit einer weniger betroffenen werden die stärker gestörten Modalitäten aktiviert. Wenn eine Modalität besonders schwer betroffen ist, können die Übungen, die diese Modalität betreffen, häufiger durchgeführt werden.

Akute und leichte Aphasien

Für akute Aphasien ist MODAK weniger geeignet.

Für leichter betroffene Aphasiker könnten – neben anderen Therapiemethoden – die MODAK-Erweiterungen (s. Kap. 6) in Frage kommen.

4 Das Bildmaterial

Das Therapiematerial für das Grundprogramm und die grammatischen Erweiterungen besteht aus einer großen Anzahl von gezeichneten *Situationsbildern* (s. Bildteil), die fotokopiert und dann einzeln auf Karteikarten geklebt werden sollten. Die Bildvorlagen für inhaltliche Erweiterungen sollten – den Interessen der Aphasiker entsprechend – aus Zeitschriften oder Büchern entnommen werden.

Die Situationsbilder sind in Vierergruppen eingeteilt, da in jeder Therapiesitzung mit 4 Bildern gearbeitet wird. Als ich dieses Programm entwikkelte, stellte ich fest, daß 6 Bilder schlechtere Reaktionen ergeben: Vermutlich enthalten sie zuviel Information auf einmal. In sehr schweren Fällen arbeite ich nur mit 2 Bildern; das ist aber selten nötig.

Die Zusammenstellung der Vierergruppen richtet sich nach den *individuellen Erfordernissen* des Aphasikers, z. B. nach seiner Artikulationsfähigkeit, so daß die in diesem Buch vorgegebene Gruppierung der Bilder innerhalb eines Blocks nicht eingehalten werden muß. Es sollte aber darauf geachtet werden, daß im Grundprogramm innerhalb einer Vierergruppe *weder gleiche* (wäscht Haare/kämmt Haare; spielt Geige/spielt Schach) *noch lautlich zu ähnliche Wörter* (liest Zeitung/gießt Blumen; hackt Holz/backt Kuchen) vorkommen.

Dieses Prinzip gilt nicht für alle Erweiterungen; z. B. sollten die *Präpositionen* innerhalb eines Übungssets gleich sein, und bei diesen Sets können auch einige der Verben gleich sein: steht auf der Leiter/sitzt auf der Mauer/sitzt auf der Bank/liegt auf der Matte.

Bilder, die *komplexere* phonematische, morphologische oder syntaktische *Strukturen* provozieren, sind in der Regel für alle Aphasiker schwierig und kommen erst spät im Programm vor.

Bei der Zusammenstellung der Bilder muß auch darauf geachtet werden, daß *semantische Ähnlichkeit* für schwer betroffene Aphasiker Auswahlprobleme schafft, z. B. sind Wörter aus dem gleichen semantischen Feld assoziativ stark verbunden und können sich daher leicht überlagern oder sich gegenseitig ersetzen (Bus für Taxi; badet für duscht usw.). Deshalb sollten die Bilder innerhalb einer Vierergruppe nicht semantisch ähnliche Wörter stimulieren. Später, wenn sich die Aphasie gebessert und der Aphasiker in der Wortfindung sicherer geworden ist, kann man auch auf feinere Wortfindungsprozesse in der Therapie eingehen und innerhalb eines semantischen Feldes üben.

Die Bilder sind in mehrere Blöcke eingeteilt; sie repräsentieren in

- *Block 1:* Sätze, in denen Verben ohne Ergänzung vorkommen (badet);
- *Block 2:* Sätze, in denen Verben mit direktem Objekt ohne Artikel vorkommen (trinkt Kaffee);
- *Block 3:* Sätze, in denen Verben mit einem direkten Objekt mit Artikel vorkommen (füttert die Vögel);

- *Block 4:* Sätze, in denen Verben vorkommen, die eine Partikel am Satzende erfordern (gießt Milch ein).

Jeder der 4 Blöcke stellt eine Therapieetappe dar, die sich, in Abhängigkeit vom Störungsbild, jeweils über mehrere Wochen erstrecken kann.

PRAKTISCHER HINWEIS

Das hier angebotene Bildmaterial ist nur als Grundlage gedacht und sollte ständig ergänzt werden (s. auch Hinweise auf weiteres Bildmaterial, Kap. 9).

Ich sammle z. B. Karikaturen, die ich zwar nicht am Beginn der Behandlung, aber nach einiger Zeit neben vielen anderen gesammelten Zeichnungen und Bildern einsetze. Lachen aktiviert!

5 Das Grundprogramm

Bei schweren und mittelschweren Aphasien ist es notwendig, daß sich die Übungen zunächst (für gewöhnlich über mehrere Wochen) auf einen einzelnen Block beschränken, so daß *immer die gleichen syntaktischen Strukturen* aktiviert werden. Vielen Aphasikern fehlt nicht nur die Fähigkeit, das passende Wort abzurufen. Sie können anscheinend auch nicht mehr entscheiden, ob das nächste Wort z. B. ein Substantiv, ein Verb oder ein Funktionswort sein sollte, da sehr viele ihrer inneren Sprachprozesse, die die Satzstruktur erzeugen müßten, gestört sind. Diese Prozesse werden allmählich wieder stimuliert und automatisiert, wenn man kontinuierlich Äußerungen übt, die die gleiche syntaktische Struktur haben, weil dabei ständig die gleichen grammatischen Erzeugungs- und Verarbeitungsprozesse aktiviert werden.

Block 2 und die acht Grundübungen

Block 1 ist zwar für bestimmte MODAK-Erweiterungen gut geeignet (s. Kap. 6), sollte aber für die Therapie mit schwer und mittelschwer betroffenen Aphasikern nicht eingesetzt werden. In diesen Fällen sollte man mit *Block 2* beginnen, dessen Bilder Sätze repräsentieren, in denen ein Verb mit einem substantivischen Objekt ohne Artikel vorkommt (fährt Auto).

Da Substantive i. allg. bei Aphasie leichter abgerufen werden können als Verben, werden die Bilder dazu benutzt, zunächst den Aphasiker zum Verstehen und zur Produktion der abgebildeten Substantive anzuregen, während der Therapeut die Verben mit ausspricht. Die *enge Verb-Objekt-Verbindung* hat dabei eine zweifache Wirkung:

- Einerseits können die zunächst entweder gar nicht oder nur rezeptiv verarbeiteten Verben dadurch, daß sie ständig in allen Übungen mit den entsprechenden Objekten vorkommen, allmählich doch verstanden bzw. sogar bei produktiven Leistungen eingesetzt werden.
- Andererseits wirken die Verben, wenn sie verstanden werden, als Auslöser, denn wenn ein Aphasiker ein Bild sieht, auf dem jemand eine Kaffeetasse in der Hand hat, und gleichzeitig vom Therapeuten auffordernd „trinkt ..." gesagt bekommt, kann er leichter das Wort „Kaffee" produzieren, als wenn er nur die Abbildung einer Tasse sieht, ohne daß er das Verb „trinkt ..." hört (semantisches Priming, s. Vanderwaart 1984, Engelkamp 1991).

Zu Beginn der Therapie benutze ich Verb-Objekt-Kombinationen,

- die besonders eng verbunden sind (Kollokationen),
- die häufig vorkommende Situationen bezeichnen und
- bei denen die Anzahl der möglichen Objekte, die dem Verb folgen, nicht zu groß ist (z. B. trinkt Kaffee, fährt Auto, gießt Blumen usw.).

Die *Deblockierung* erfolgt anfänglich im MODAK-Grundprogramm nur durch *Teilsätze*: Das Subjekt (das weniger aktivierte Thema) des jeweiligen Satzes wird weggelassen, so daß zunächst nur *die* Satzelemente stimuliert werden, die zur stärker betonten, daher stärker aktivierten und somit für den Aphasiker auch leichter abrufbaren Aussage gehören: Verb und Akkusativobjekt.

Die gleichzeitige Erzeugung bzw. Verarbeitung von Subjekt und Prädikat, d. h. von ganzen Sätzen wie „Die Frau trinkt Kaffee" bzw. „Sie trinkt Kaffee" fällt schwer betroffenen Aphasikern anfangs auch deshalb sehr schwer, weil dafür zu viele unterschiedliche Systeme parallel abgerufen werden müßten. Wenn einige Zeit mit MODAK geübt worden ist und die Prozesse, die für verschiedene Formen der Prädikate verantwortlich sind, etwas lockerer und automatisierter ablaufen, wird das Subjekt (z. B. „sie", „Anna", „ich") mit in das Übungsprogramm aufgenommen, bzw. der Aphasiker ergänzt es von selbst.

PRAKTISCHER HINWEIS

Bei den Übungen liegen jeweils 4 Bilder auf dem Tisch. Außer diesen Bildern darf nichts auf dem Tisch sichtbar sein, was sprachliche Assoziationen auslösen könnte: Wenn ein Wort gelegt werden soll, darf nur die Bildvorlage für dieses Wort sichtbar sein; wenn ein Wort geschrieben werden soll, darf auf dem Papier kein anderes Wort stehen usw. Alle nicht zur Aufgabe gehörenden Wahrnehmungen stören die sprachlichen Reaktionen, weil Aphasiker sie aufgrund ihrer gestörten Hemmprozesse nicht genügend unterdrücken können.

Für das Grundprogramm habe ich einen Befundbogen angefertigt (s. Arbeitsmaterialien), in den die sprachlichen Reaktionen jeweils für eine MODAK-Therapiesitzung eingetragen werden können. Dieses Blatt ersetzt keinen standardisierten Test, aber wenn es zu Beginn der Behandlung und danach ca. alle 5–10 Sitzungen ausgefüllt wird, läßt sich dokumentieren, ob und welche Fortschritte innerhalb des Programms gemacht wurden.

Übung *Zeigen* (Schwerpunkt: auditives Verstehen)

▷ **Vorgehen**

Nehmen wir an daß die Bilder 4 Teilsätze repräsentieren, z. B.

fährt Auto/trinkt Kaffee/liest Zeitung/kocht Suppe

- Der Therapeut sagt, etwas langsamer und deutlicher als zu Nicht-Aphasikern, aber mit natürlicher Intonation: „Zeigen Sie >trinkt Kaffee<!"
- Alle 4 Bilder werden in unregelmäßiger Reihenfolge so abgefragt.
- Vor dem Zeigen des letzten Bildes kann ein Bild wiederholt werden.
- Die Aufforderung „Zeigen Sie" sollte unterlassen werden, sobald der Aphasiker die Instruktion verstanden hat.

Da es bei dieser Übung um das auditive Verstehen geht, wird vom Aphasiker nicht erwartet, daß er beim Zeigen den entsprechenden Satz ausspricht. Manche Aphasiker tun dies mehr oder weniger unbewußt.

▷ **Probleme**

Zeigt der Aphasiker nicht auf das richtige Bild, wiederholt man die Aufforderung noch etwas deutlicher. Wenn der Aphasiker aufgrund einer schweren Verstehensstörung die Aufforderung überhaupt nicht versteht, wartet der Therapeut einen Moment, wiederholt dann die Aufforderung und ergreift die Hand des Aphasikers, um mit ihm zusammen auf das entsprechende Bild zu zeigen.

Es kommt vor, daß der Aphasiker schon auf ein bestimmtes Bild schaut, nehmen wir an auf „fährt Auto", während der Therapeut ihn auffordert, auf „trinkt Kaffee" zu zeigen. Dann kann es passieren, daß er durch sein visuelles System beeinflußt wird und Schallwellen, die „trinkt Kaffee" übermitteln, mit den Systemen seiner Inneren Sprache in „fährt Auto" umwandelt, diesen Satz hört und daher auf das entsprechende Bild zeigt. In solchen Fällen sollte der Therapeut sagen: „Schauen Sie mich an" und dann die Aufforderung wiederholen.

Manche Aphasiker (besonders Wernicke-Aphasiker) hören nicht auf, selbst zu sprechen, während sie zum Zeigen aufgefordert werden. Trotzdem sollte man versuchen, die Übung durchzuführen, indem man die Hand des Aphasikers zum Bild führt. Erfahrungsgemäß können auch diese Aphasiker nach einigen Therapiesitzungen verstehen, was von ihnen erwartet wird, so daß sie besser zuhören und die Übungen mitmachen.

▷ **Was geschieht bei dieser Übung?**

Schwerpunkt ist das Training des auditiven Verstehens, wobei auch eine Aktivierung der entsprechenden sprachlichen Erzeugungsprozesse bewirkt wird, da beim auditiven Verstehen die eintreffenden Schallwellen vom Hörer in die entsprechenden sprachlichen Elemente umgewandelt werden müssen.

Gleichzeitig werden die zugrundeliegenden sprachlichen Prozesse mit den nonverbalen Prozessen des visuellen Systems verknüpft, die die Bildwahrnehmung bewirken.

Trainiert werden außerdem u. a.

- sprachliche Hemmprozesse (z. B. bei der Auswahl des richtigen Bildes, da alle durch die anderen 3 Bilder stimulierten Informationen gehemmt werden müssen);
- sprachsystematische parallele Verarbeitungen (z. B. beim Dekodieren der Aufforderungen, während die Bilder angesehen werden);
- das verbale Gedächtnis (z. B. dadurch, daß für jedes Bild der entsprechende Stimulussatz behalten werden muß).

Übung *Satzstreifen zuordnen* (Schwerpunkt: Lesesinnverständnis)

▷ **Vorgehen**

Die 4 Bilder liegen noch auf dem Tisch.

- Der Therapeut schreibt jeden Teilsatz deutlich auf einen Papierstreifen und spricht dabei aus, was er schreibt.
- Danach bietet er die 4 Satzstreifen, aufgefächert wie beim Kartenspiel, die unbeschriebene Seite nach oben, dem Aphasiker an und bittet ihn, den jeweils gezogenen Satz dem entsprechenden Bild zuzuordnen.

Beim Zuordnen wird der Aphasiker nicht aufgefordert, die Sätze selbst auszusprechen, da es bei dieser Übung nicht ums Sprechen, sondern ums Lesen geht. Wenn ein Satzstreifen richtig zugeordnet wurde, wiederholt der Therapeut bestätigend den entsprechenden Satz. Früher oder später beginnen die Aphasiker meist, beim Zuordnen der Satzstreifen die Sätze von sich aus auszusprechen.

▷ **Probleme**

Wird der Satzstreifen dem falschen Bild zugeordnet, sollte der Aphasiker gebeten werden, sich noch einmal das geschriebene Substantiv anzusehen und zu prüfen, ob es wirklich zum Bild paßt. Eventuell liest dann der

Therapeut den entsprechenden Satz vor und hilft dem Aphasiker, die richtige Kombination zu finden.

PRAKTISCHER HINWEIS

Wichtig erscheint mir, daß das verbessernde Eingreifen des Therapeuten nicht an Schulsituationen erinnert, in denen eine falsche Antwort Anlaß zu Ermahnungen gibt. Der Therapeut sollte so reagieren, wie man einen Gesprächspartner darauf aufmerksam macht, daß er sich versehen hat, denn bei MODAK sollte eine lockere, spielerische Atmosphäre vorherrschen.

Diese Übung sollte auch dann durchgeführt werden, wenn der Aphasiker eine sehr schwere Lesestörung hat und die Sätze nicht richtig zuordnen kann. In diesen Fällen spricht der Therapeut den Satz, den der Aphasiker in der Hand hält, gleichzeitig vor, d. h., der Aphasiker erhält auditive und visuelle Information simultan. Dadurch (und unterstützt durch die übrigen MODAK-Übungen) werden offenbar die Leseprozesse angeregt, so daß viele Aphasiker nach einiger Zeit immer mehr Wörter zumindest ganzheitlich lesen und die Satzstreifen selbständig zuordnen können.

Erfahrungsgemäß legen fast alle Aphasiker, die nicht lesen können, trotzdem die Satzstreifen so auf den Tisch, daß die Buchstaben nicht auf dem Kopf stehen.

▷ **Was geschieht bei dieser Übung?**

Schwerpunkt ist das Üben der Leseprozesse, d. h. des Lesesinnverständnisses, die mit den Prozessen des auditiven Verstehens und den Prozessen der Bildwahrnehmung verknüpft werden.

Trainiert werden außerdem u. a.

- sprachliche Hemmprozesse (z. B. bei der Unterdrückung von Assoziationen beim Lesen),
- das verbale Gedächtnis (z. B. beim Behalten der gelesenen Wörter während der Zuordnung der Satzstreifen),
- parallele sprachsystematische Verarbeitungen (z. B. wenn der Aphasiker Teilsätze gleichzeitig hört und liest).

Übung *Zurückgeben der Satzstreifen* (Schwerpunkt: Auditives Verstehen und Lesesinnverständnis)

▷ **Vorgehen**

- Der Therapeut sagt: „Geben Sie mir >trinkt Kaffe<“ und streckt seine Hand aus.
- Der Aphasiker muß genau hinhören, um die in Zufallsreihenfolge geforderten Satzstreifen dem Therapeuten zurückzugeben.

Selbst wenn ein Aphasiker die geschriebenen Wörter noch nicht erkennt und die Satzstreifen nur aufgrund des gehörten Satzes den Bildern zuordnet, unter denen sie liegen, wird seine Aufmerksamkeit doch im Moment des Zurückgebens auf die Schrift gelenkt, so daß er allmählich, evtl. ganzheitlich, das Substantiv liest.

▷ **Probleme**

Wenn er nicht den richtigen Streifen zurückgibt, sollte der Therapeut auf das geschriebene Substantiv weisen und es langsam und deutlich vorlesen, so daß die Aufmerksamkeit des Aphasikers auf die Schrift gelenkt wird.

Auch bei dieser Übung wird vom Aphasiker nicht erwartet, daß er die Wörter ausspricht.

▷ **Was geschieht bei dieser Übung?**

Schwerpunkt dieser Übung sind wieder die Prozesse der Modalität Lesen. Sie verbinden sich mit den Prozessen des auditiven Verstehens, wobei die nonverbale visuelle Wahrnehmung (Bildererkennen) den Lesevorgang unterstützt, weil die Satzstreifen unter den entsprechenden Bildern liegen.

Viele Aphasiker sprechen beim Zurückgeben das Substantiv bzw. den Teilsatz aus, d. h., daß die Verbindung von Verstehen, Auf die Satzstreifen-Sehen, In-die-Hand-Nehmen, Zurückgeben eine sehr stimulierende Wirkung auf das Sprechen hat.

Trainiert werden außerdem u. a.

- sprachliche Hemmprozesse,
- parallel sprachsystematische Verarbeitungen,
- das verbale Gedächtnis.

Übung *Zurückgeben der Bilder* (Schwerpunkt: Auditives Verstehen)

▷ **Vorgehen**

- Der Therapeut läßt sich in Zufallsreihenfolge die Bilder zurückgeben, evtl. mit dem Hinweis: „Jetzt wollen wir den Tisch abräumen!"

▷ **Problem**

Es kann vorkommen (wie bei der Übung *Zeigen*), daß der Aphasiker ein anderes Bild ansieht, während er die Aufforderung hört, und daraufhin dieses Bild zurückgibt. Er muß dann gebeten werden, den Therapeuten anzusehen und sich die Aufforderung noch einmal anzuhören. Bei schweren Verstehensstörungen hilft der Therapeut.

▷ **Was geschieht bei dieser Übung?**

Der Schwerpunkt liegt, wie bei der Übung *Zeigen*, im auditiven Verstehen, das bei dieser Übung noch stärker gefordert wird als bei der Übung *Satzstreifen Zurückgeben,* weil die geschriebene Information unter den Bildern, die manchen Aphasikern die Auswahl der Bilder erleichtert, fehlt.

Aber auch die mündliche Produktion wird angeregt: Es scheint, daß das Überreichen eines Bildes eine noch stärker deblockierende Wirkung auf das Sprechen hat als das Zeigen. Viele Aphasiker sprechen dabei das entsprechende Substantiv oder den Satz aus.

Die Prozesse der Bildwahrnehmung und des auditiven Verstehens werden miteinander verknüpft.

Trainiert werden außerdem u. a.

- sprachliche Hemmprozesse,
- parallele sprachsystematische Verarbeitungen,
- das verbale Gedächtnis.

Übung *Wortlegen* (Schwerpunkt: Analyse + Synthese der Wörter; Graphem-Phonem-Korrespondenz)

Diese Übung halte ich bei schweren und mittelschweren Störungen für besonders wichtig. Erfahrungsgemäß wirkt sie sich nicht nur auf die schriftsprachlichen, sondern auch auf die lautsprachlichen Modalitäten positiv aus.

▷ **Vorgehen**

- Jeweils ein Bild wird auf den Tisch gelegt, und der Therapeut sagt noch einmal, was auf dem Bild zu sehen ist, z. B.: „ißt Suppe".
- Dann legt er die passenden Buchstaben für „Suppe" durcheinander gemischt auf den Tisch, legt das „S" unter das Bild und bittet den Aphasiker, „Suppe" zu legen.
- Er sollte in das Wortlegen nicht eingreifen, sondern den Aphasiker in Ruhe Buchstabenkombinationen probieren lassen.
- Während der Aphasiker die Buchstaben hin und her schiebt und sie so lange austauscht, bis ihm das gelegte Wort richtig zu sein scheint, spricht der Therapeut das Wort mehrmals langsam aus.

PRAKTISCHER HINWEIS

Manche Aphasiker können nur mit großen Druckbuchstaben arbeiten, aber in den meisten Fällen ist das allgemein übliche Wortbild vorzuziehen: großer Anfangsbuchstabe, die übrigen Buchstaben klein.

Wenn das Wort richtig zusammengelegt ist, kann man oft eine Art Aha-Erlebnis beobachten: Der Aphasiker gibt zu verstehen, daß er das Schriftbild wiedererkennt. In vielen Fällen liest er dann das Wort laut vor, auch wenn er es vorher nicht aussprechen konnte.

➔ Auch schwere Schreibstörungen lassen sich durch diese Übung positiv beeinflussen; bei vielen schweren Aphasien ist sie der entscheidende Einstieg.

Nachdem einige Zeit nur Substantive aus Buchstaben gelegt worden sind, können auch die Verben in die Übung einbezogen werden, wenn der Aphasiker inzwischen Verständnis für sie entwickelt hat.

▷ **Probleme**

Häufig muß der Therapeut den Aphasiker noch einige Zeit durch unterstützende oder ablehnende Hinweise beim Auswählen steuern, aber viele Aphasiker entwickeln bald ein gewisses Gefühl für die richtige Kombination. Aber auch dann, wenn beim Wortlegen über eine ganze Reihe von Therapiesitzungen kaum Fortschritte zu erkennen sind, sollte man diese Übung nicht aufgeben, weil sich manchmal erst nach längerfristigem Üben ihre überaus positive Wirkung zeigt.

▷ **Was geschieht bei dieser Übung?**

Schwerpunkte sind der Abruf des schriftlichen Wortbildes aus dem orthographischen Wortspeicher und die Analyse und Synthese der Wörter, die dem Aphasiker durch den Umgang mit den einzelnen Buchstaben wieder ins Bewußtsein gebracht werden. Dabei wird das, was beim Sprechen in Höchstgeschwindigkeit geschieht – die Aneinanderreihung von Lauten – beim Zusammenlegen der Buchstaben auf dem Tisch langsam vollzogen. Außerdem geschieht die Synthese der Buchstaben nicht nur in einer Modalität wie beim Sprechen, sondern gleichzeitig (parallel!) in mehreren Modalitäten: Die Augen kontrollieren, was die Hand mit den Buchstaben macht, und das auditive System nimmt gleichzeitig auf, was der Therapeut sagt. Diese Vorgehensweise wirkt sich sowohl auf die gestörte Graphem-Phonem-Korrespondenz als auch auf den ganzheitlichen Wortabruf günstig aus.

Trainiert werden außerdem u. a.

- die sprachlichen Hemmprozesse (z. B. durch die Unterdrückung von Assoziationen, die zum Zielwort auftauchen),
- parallele sprachsystematische Verarbeitungen,

- das verbale Gedächtnis (z. B. durch das Behalten des Lautmusters, während das Schriftbild langsam entsteht).

Übung *Abschreiben mit Einsetzen des Hauptvokals* (Schwerpunkt: Schreiben und Graphem-Phonem-Korrespondenz)

▷ **Vorgehen**

- Der Therapeut nimmt aus dem gelegten Wort (zunächst Substantiv, später evtl. Verb) den Hauptvokal heraus.
- Er bittet den Aphasiker, das Wort abzuschreiben und den Vokal dabei selbständig einzusetzen.

! Falls ein Aphasiker nicht abschreiben kann, muß diese Übung zunächst ausgelassen und das Abschreiben in Buchstaben- oder Wortschienen geübt werden.

Auch bei dieser Übung kommt es häufig vor, daß der Aphasiker das Wort, über das er gerade nachdenkt, unbewußt ausspricht, auch wenn er es vorher nicht artikulieren konnte.

Um auch hier das richtige auditive Verstehen als Deblockierungshilfe einzusetzen und um das Üben der richtigen Graphem-Phonem-Korrespondenz zu unterstützen, spricht der Therapeut das Wort, während es geschrieben wird, mehrmals langsam aus.

▷ **Probleme**

Häufig setzen Aphasiker das „E“ ein, vermutlich, weil es am häufigsten vorkommt und sie es deshalb am besten erinnern. Wenn der Therapeut in einem solchen Fall 3 Vokale vorgibt, kann der Aphasiker oft den richtigen auswählen. Wenn ihm auch das nicht möglich ist, sollte er das Wort erst einmal vollständig, also mit dem Vokal, abschreiben und danach versuchen, den Vokal selbständig einzusetzen.

Auch wenn das Einsetzen des Vokals Mühe macht oder zunächst nicht gelingt, ist diese Übung sehr sinnvoll, weil der Aphasiker über den Vokal nachdenken muß und so wie bei der vorigen Übung vom eher ganzheitlichen Umgang mit dem Wort allmählich zur Analyse und Synthese der Wörter kommt.

Wenn das Wort nicht richtig abgeschrieben wurde, wird der Aphasiker gebeten, das gelegte und das geschriebene Wort zu vergleichen und die Fehler selbständig zu finden. Er soll auf diese Weise daran gewöhnt werden, seine schriftliche Produktion selbst zu kontrollieren.

▷ **Was geschieht bei dieser Übung?**

Schwerpunkte sind die Prozesse der Modalität Schreiben und der Umgang mit einem einzelnen Vokal, d. h. die Graphem-Phonem-Korrespondenz. Prozesse der Modalität Schreiben werden mit Prozessen des auditiven Verstehens und mit Entscheidungsprozessen über die Vokalauswahl verbunden.

Trainiert werden außerdem u. a.

- die sprachlichen Hemmprozesse (z. B. beim Unterdrücken falscher Buchstaben),
- die parallele Verarbeitung sprachlicher Systeme (z. B. beim Abschreiben und gleichzeitigen Hören des Wortes),
- das verbale Gedächtnis (z. B. beim Einfügen des Hauptvokals).

Übung *Selbständiges Schreiben* (Schwerpunkt: Schreiben)

▷ **Vorgehen**

Selbst bei schwer betroffenen Aphasikern, die Mühe haben, ein Wort richtig zu legen, habe ich die Erfahrung gemacht, daß sie häufig, unmittelbar nachdem sie den *Vokal* eingesetzt haben, das gerade behandelte Wort selbständig, d. h. aus dem Gedächtnis, schreiben können. Das graphematische Wortbild scheint noch kurze Zeit nach dem Abschreiben im verbalen Gedächtnis vorhanden zu sein.

Es lohnt sich, diesen Effekt auszunutzen, weil er nicht nur die Lese- und Schreibfähigkeit, sondern auch das (zunächst unwillkürliche) Sprechen anregt. Darüber hinaus kann die Wirkung, die dieses selbständige Produzieren auf das Selbstbewußtsein eines Aphasikers hat, nicht hoch genug eingeschätzt werden.

▷ **Probleme**

! Wenn das selbständige Produzieren dem Aphasiker bei mehreren Wörtern nicht gelingt, sollte diese Übung zunächst ausgelassen werden.

Während *Substantive* im Anschluß an das Legen schon öfter aus dem Gedächtnis geschrieben werden können, haben die meisten Aphasiker zunächst große Mühe, *Verben* nach dem Legen selbständig schriftlich zu produzieren. Häufig gelingt aber auch dies nach einiger Zeit sogar schwer Betroffenen.

▷ **Was geschieht bei dieser Übung?**

Alle dem selbständigen Schreiben zugrundeliegenden Prozesse werden geübt, wobei sie mit den Leseprozessen und vermutlich auch mit den Prozessen der inneren Artikulation verknüpft werden. Der selbständige Abruf des graphematischen Wortbildes und die Graphomotorik werden geübt.

Trainiert werden außerdem u. a.

- die sprachlichen Hemmprozesse (z. B. beim Unterdrücken falscher Buchstaben und assoziierter Wörter),
- die parallele Verarbeitung der sprachlichen Systeme (z. B. beim gleichzeitigen Schreiben und Lesen des Wortes),
- das verbale Gedächtnis (z. B. beim Behalten des Wortes während des Schreibvorgangs).

Bei den letzten 3 Übungen, d. h. sowohl beim Wortlegen als auch beim Abschreiben mit Vokaleinsetzen und beim selbständigen Schreiben, kommt es nicht darauf an, daß der Aphasiker gerade dieses oder jenes Wort legt und schreibt. Es kommt auch nicht darauf an, daß er die Wörter sofort richtig legt und schreibt; noch kommt es darauf an, daß er ein Wort, wenn er es heute richtig gelegt und geschrieben hat, morgen auch noch richtig legen und schreiben kann (das kann er oft nicht).

➔ Worauf es einzig und allein ankommt ist, daß der Aphasiker die Prozesse des Zusammenfügens von Buchstaben zum geschriebenen Wort (und parallel auch das Zusammenfügen von Lauten zu Lautmustern) übt und bei diesen Übungen Aha- und Erfolgserlebnisse hat. Die Prozesse der Wortfindung und -bildung müssen angeregt werden, dann werden sich die einzelnen Wörter später von selbst einstellen, und zwar auch solche, die vorher nicht geübt worden waren.

Übung *Dialog* (Schwerpunkt: Gesprächsreaktionen)

▷ **Vorgehen: Substantive**

Die 4 Bilder liegen wieder auf dem Tisch.

- Die Satzstreifen werden zwischen Verb und Substantiv umgeknickt und vom Therapeuten den Bildern so zugeordnet, daß zunächst *nur die Verben sichtbar* sind.
- Der Therapeut zeigt auf ein Bild und fragt nach dem Objekt der Handlung, indem er das Verb nennt, z. B. „trinkt ...?".

In vielen Fällen wirkt es besonders stark deblockierend, wenn der Therapeut ein falsches Objekt nennt und der Aphasiker ihn verbessern soll. Zum Beispiel zeigt der Therapeut auf das Bild, auf dem eine Frau Kaffee trinkt, und sagt: „Da ist eine Frau, die trinkt. Trinkt sie Bier?" „Nein, Kaffee" kommt dann sehr oft verbessernd die Antwort vom Aphasiker. Allerdings lassen sich manche Aphasiker durch ein falsches Wort anstecken, so daß sie „Bier" nachsprechen, obwohl die Kaffeetasse zu sehen ist. In solchen Fällen sollte kein falsches Wort vorgegeben werden.

▷ **Probleme**

Viele schwer betroffene Aphasiker werden anfangs nicht sofort antworten, sondern einen weiteren Stimulus brauchen: Der Therapeut setzt nochmals an und sagt auffordernd: „Sie trinkt ...?" „Kaffee" kommt dann häufig vom Aphasiker, und wenn nicht, dann hilft der Therapeut, so daß beide das Wort zusammen sagen.

▷ **Vorgehen: Verben**

Irgendwann kommt auch der Moment (bei dem einen Aphasiker früher, bei dem anderen später), an dem auch die *Verben* in den Dialog einbezogen werden können.

- Dann wird in einem weiteren Übungsschritt jeder geknickte Satzstreifen umgedreht, so daß die *Substantive sichtbar* sind.
- Der Therapeut sagt: „Diese Frau macht etwas mit dem Kaffee. Kocht sie Kaffee?"
- Er läßt dem Aphasiker etwas Zeit und ergänzt: „Nein, sie ...?" Häufig sagt dann der Aphasiker „trinkt!".
- Falls er es nicht sagen kann, spricht der Therapeut es für ihn und läßt den Aphasiker mitsprechen.
- Bei der Verb-Stimulierung werden vom Therapeuten die Pronomina mit in das Programm aufgenommen, allerdings meist für längere Zeit nur für die rezeptive Verarbeitung, d. h., der Therapeut spricht die Pronomina mit, vom Patienten wird dies noch nicht erwartet.

➔ Bei der Verbproduktion wird die parallele Verarbeitung intensiv trainiert: Der Aphasiker muß die Stammform des Verbs aus dem Wortspeicher abrufen und fast gleichzeitig die Endung für die 3. Person Einzahl, Gegenwart, abrufen und mit der Stammform verbinden.

▷ **Probleme**

Schwer betroffene Aphasiker brauchen viel Zeit, um diese komplizierten Programmierungsschritte wieder zu automatisieren; der Infinitiv fällt ihnen leichter. Der Therapeut sollte nicht zu streng die richtige Verbform verlangen, sie allerdings selbst immer verwenden. Erfahrungsgemäß können viele Aphasiker sie nach einiger Zeit selbständig produzieren.

Da die Satzstreifen in dieser Übung unter den Bildern liegen, kann die mündliche Produktion durch die geschriebenen Wörter unterstützt (deblockiert) werden. Wenn der Aphasiker das im Dialog geforderte Zielwort nicht finden kann, darf er schummeln und den geknickten Satzstreifen, auf dem das gesuchte Wort steht, umdrehen, so daß er es lesen kann. Im Laufe der Zeit wird er durch die multimodale Anregung besser fähig werden, den Dialog ohne Schummeln mitzumachen. Erstaunlicherweise produzieren selbst Aphasiker, die eigentlich gar nicht lesen können, bei Vorlage der Satzstreifen die Teilsätze manchmal mündlich besser als ohne die Streifen.

▷ **Variationen**

Schon dieser Dialog mit ganz einfachen Formen läßt sich auf vielfache Weise variieren, z. B. indem der Therapeut zu den einzelnen Bildern eine Rahmenhandlung vorgibt: „Ich bin eine neugierige Nachbarin und frage Sie jetzt nach Ihrem Mann aus. Wie kommt denn Ihr Mann ins Büro? Fährt er mit dem Bus?“ „Fährt Auto“, antwortet die Aphasikerin und zeigt auf das Bild. „Und was macht er am Abend? Sitzt er da gemütlich im Sessel?“ „Ja“, sagt die Aphasikerin, „sitzt im Sessel, liest Zeitung!“ „Und Ihre Tochter? Was macht sie am Nachmittag im Garten?“ „Gießt Blumen“, antwortet die Aphasikerin. „Und warum ist Ihr Sohn so lange im Keller? Was macht er da?“ „Keller? Ja, putzt Schuhe“. (Bei allen Antworten zeigt die Aphasikerin auf die entsprechenden Bilder.)

In manchen Fällen ist es möglich, in Ergänzung zur Frage: „Was macht er?“ zu fragen: „Was sagt er?“. Die Antworten müssen meist zunächst vom Therapeuten vorgegeben und evtl. auch geschrieben und den Bildern zugeordnet werden. Beispiel: Beim Bild „ißt Suppe“ wären – je nach den individuellen Fähigkeiten – Antworten wie „mh! Gut!“ – „heiß!“ – „salzig!“ usw. möglich, beim Bild „duscht“: „iii! Kalt“ – „ah! Schön!“ usw.

▷ **Kommunikative Wirkung**

Beim Dialog werden Aphasiker zum ersten Mal speziell zum Sprechen aufgefordert. Sie sprechen zwar auch häufig unbewußt oder freiwillig bei den anderen Übungen, sollten sich aber nicht dazu verpflichtet fühlen.

➔ Auch Patienten mit schweren Aphasien werden hier zum Sprechen angeregt: Es ist sehr wichtig, daß das Ergreifen der Sprecherrolle, der Sprecheinsatz und andere Dialogreaktionen von ihnen geübt werden.

Wernicke-Aphasiker lernen, ihren nicht endenden Sprechfluß zu unterbrechen, auf den Gesprächspartner und seine Fragen genau zu achten und nur das zu antworten, was *relevant* ist. Wenn Aphasiker, die an einer schweren Jargon-Wernicke-Störung leiden, zunächst in den Therapiesitzungen ununterbrochen ihren Jargon produzieren, sollten sie trotzdem in den Dialog einbezogen werden. Allmählich werden im Jargon verständliche Wörter auftauchen. (Allerdings sind in diesen Fällen die schriftsprachlichen MODAK-Übungen noch wichtiger.)

Im Dialog wird auch geübt, die *richtige Menge der Information* zu übermitteln. Wenn der Therapeut fragt: „Was macht Anna mit dem Kaffee?" antworten viele Aphasiker „trinkt Kaffee", weil sie das Wort „Kaffee" nicht rechtzeitig hemmen können. Der Therapeut weist sie dann darauf hin, daß sie sich solche überflüssigen Wörter ersparen können.

Es wird nicht erwartet, daß genau die Wörter, die gerade geübt wurden, später zu Hause oder in der nächsten Therapiesitzung wieder produziert werden können, da der Aphasiker sie in der Therapie nicht lernen kann. Sie werden nur deblockiert, und dieser Effekt hält aufgrund der schweren Störung im gesamten sprachlichen Netzwerk nicht dauerhaft an.

➔ Durch die häufigen Deblockierungen der verschiedenen Wörter und Teilsätze werden die sprachlichen Erzeugungs- und Verarbeitungsprozesse immer mehr angeregt, so daß allmählich, je nach den individuellen Möglichkeiten, immer mehr Wörter sowohl in der Therapie als auch zu Hause produziert werden können, und zwar auch solche, die nicht geübt wurden.

▷ **Was geschieht bei dieser Übung:**

Schwerpunkt ist die Anregung zum Sprechen im Dialog, d. h. die Übung des kommunikativen Verhaltens.

Trainiert werden dabei

- die Modalität Sprechen mit allen Subsystemen, wie z. B.
- Wortabruf (eine wichtige Rolle spielt dabei die Hemmung der Assoziationen),
- die grammatische Programmierung (eine wichtige Rolle spielt dabei die parallele Verarbeitung),
- Lautprogrammierung (eine wichtige Rolle spielen dabei Sprechmelodie, Rhythmus, Silbenbetonung usw.),
- die Modalitäten auditives Verstehen und Lesen,
- die Bildwahrnehmung.

Individuell angepaßte Anwendungen der Grundübungen

Die *8 Grundübungen* sollten je nach den Bedürfnissen des Aphasikers eingesetzt werden:

- Wenn das auditive Verstehen in der vorgegebenen Multiple-Choice-Konstellation bereits gut funktioniert, kann z. B. das Zurückgeben der Satzstreifen und/oder das Zurückgeben der Bilder ausgelassen werden. Allerdings halte ich die Anfangsübung *Zeigen* auch dann für sinnvoll, wenn das auditive Verstehen wenig gestört ist, weil es als Deblockant auf die übrigen Modalitäten einwirkt.
- Wenn das auditive Verstehen sehr schwer gestört ist, sollte diese Übung ebenfalls nicht ausgelassen werden (der Aphasiker zeigt dann mit Hilfe des Therapeuten). In diesen Fällen bewirkt das Bildererkennen in Kombination mit den anderen MODAK-Übungen allmählich die Deblokkierung des auditiven Verstehens.

➔ Aphasiker, die an einer schweren Sprechapraxie leiden, können zwar den Dialog nicht durchführen, profitieren aber durchaus von den anderen Übungen, häufig besonders vom Wortlegen und Schreiben.

Block 3

Nachdem mit den Block-2-Bilder geübt wurde, kann zu *Block 3* übergegangen werden. In diesem Block wird nach dem Muster der in Block 2 beschriebenen Grundübungen eine *neue Teilsatzstruktur* behandelt: *Verb-Artikel-Objekt*. Viele Aphasiker haben bis dahin ihr sprachliches Vermögen soweit aktiviert, daß sie spüren, wann ein Artikel erforderlich ist, ohne den richtigen Artikel auswählen zu können.

Es ist sinnvoll, zu Beginn ein Viererset mit dem gleichen Artikel zusammenzustellen (z. B. „wäscht das Auto", „füttert das Baby", „näht das Kleid", „streichelt das Schaf"). Man sollte nicht darauf bestehen, daß der Aphasiker den Artikel produziert. Wenn er ihn nur mit großer Mühe oder gar nicht abrufen kann, könnte er entweder die vorher geübte Struktur ohne Artikel weiterbenutzen („füttert Baby") oder den Artikel murmelnd andeuten: „füttert hm Baby", oder der Therapeut spricht den Artikel für ihn.

Block 4

Nachdem mit dem Blöcken 2 und 3 geübt worden ist, kann man prüfen, ob *Block 4* mit der Struktur *Verb-Objekt-Verbpartikel* schon behandelt werden kann. Diese Verbform fällt vielen Aphasikern sehr schwer und muß evtl. für längere Zeit zurückgestellt werden, während mit den schon geübten Bildern wiederholt wird und außerdem Erweiterungen in das Programm aufgenommen werden.

Wenn Übungen mit Block 4 möglich sind, sollten im Viererset unterschiedliche Partikel enthalten sein („hängt das Bild auf", „gießt Milch ein", „zündet die Kerze an", „macht das Fenster zu"), um zu vermeiden, daß eine Partikel zu stark automatisiert wird.

Block 1

Block 1 mit *Verben ohne Objekt* muß evtl. für längere Zeit zurückgestellt werden, bis der Umgang mit Verben besser möglich ist. Dieser Block eignet sich gut für Übungen mit MODAK-Erweiterungen (s. Kap. 6).

Wiederholungsübung

Bei manchen Aphasikern wird am Anfang jeder Sitzung, bei anderen von Zeit zu Zeit eine Wiederholungsübung eingeschaltet:

- Die schon geübten Bilder werden aus der Ablage geholt, gemischt und dem Aphasiker wie beim Kartenspielen angeboten.
- Wie beim PACE-Vorgehen zieht der Aphasiker jeweils eine Karte und beschreibt die abgebildete Handlung je nach seinen Möglichkeiten, ohne daß der Therapeut die Karte sieht.

➔ Bei der Übung sollte nicht auf die richtige Wortform, Grammatik oder Artikulierung geachtet werden, sondern nur darauf, ob die Information verständlich übermittelt wird. Es hängt nicht nur vom Aphasiker, sondern auch von den Dekodierungsfähigkeiten seines Gesprächspartners ab, ob eine Äußerung als verständlich empfunden wird.

Für manche sehr schwer betroffenen Aphasiker ist diese Wiederholungsübung in der ersten Therapiephase zu schwierig; sie sollte erst dann durchgeführt werden, wenn wenigstens über einige der Bilder Informationen vermittelt werden können.

Selbständiges Üben

Jedes Bilder-Viererset sollte für jeden Patienten doppelt vorhanden sein: Ein Set wird unter dem Namen des Aphasikers vom Therapeuten abgelegt, um für Wiederholungen zur Verfügung zu stehen. Das zweite Set wird verkleinert in ein Heft geklebt, das der Aphasiker mitnimmt. Die Satzstreifen werden an die Heftseite geklammert, so daß er sie später im Klinikzimmer oder zu Hause nochmals *zuordnen* kann. Damit er selbständig kontrollieren kann, ob er richtig zugeordnet (richtig gelesen) hat, ist es sinnvoll, neben jedes Bild ein andersfarbiges Kreuzchen zu machen und die Rückseiten der Satzstreifen entsprechend farbig zu markieren.
Jedes Übungswort sollte auf einen Papierstreifen geschrieben, in Buchstaben zerschnitten und zum jeweiligen Bild geklammert werden, damit der Aphasiker auch das *Wortlegen* noch mal selbständig üben kann. (Das selbständige Üben ist wichtig für sein Selbstbewußtsein!) Der Anfangsbuchstabe des jeweiligen Wortes sollte farbig markiert werden, und als Kontrolle, ob das Wort richtig gelegt wurde, dient der entsprechende Satzstreifen. Falls unbedingt mit einem Angehörigen geübt werden muß, ist es sinnvoll, einen Buchstabenkasten zu benutzen.

6 Erweiterungen (grammatische, kommunikative, inhaltliche)

Manche schwer betroffenen Aphasiker, die durch das Grundprogramm ihr sprachliches Vermögen verbessern konnten, sind fähig, einige weitere grammatische Strukturen auf die gleiche Weise wie im Grundprogramm zu üben und dadurch zu automatisieren. Weniger schwer Betroffene können evtl. eine ganze Reihe grammatischer Erweiterungen bewältigen. Darüber hinaus ist es sehr vielen Aphasikern möglich, die bisher beschriebenen eng begrenzten sprachlichen Strukturen *im Dialog* kommunikativ zu erweitern.

Eine andere Erweiterung, die ich mit fast allen Aphasikern schon relativ früh, d. h. parallel zum Grundprogramm, durchführe, betrifft den *Inhalt* der Übungen: Ich versuche, die Aphasiker (auch schwer betroffene) mit Hilfe des MODAK-Vorgehens über Inhalte zu informieren, die sie interessieren.

➔ Die folgenden Beispiele sind nur Ausschnitte aus den vielfältigen Erweiterungsmöglichkeiten, bei deren Auswahl und Reihenfolge die individuellen Fähigkeiten und Interessen der Aphasiker beachtet werden müssen.

Zwei durch „und" verbundene Sätze

▷ **Vorgehen**

In den meisten Fällen versuche ich relativ bald, die Aphasiker wieder an etwas längere Äußerungen zu gewöhnen.

- Ich bitte sie, gleich 2 Bilder hintereinander zu beschreiben, dabei auf die Bilder zu zeigen und die Äußerungen möglichst durch „und" zu verbinden: „putzt Schuhe und hört Musik".
- Wir gehen die 4 Bilder so durch, daß das zweite Bild bei der nächsten Kombination als erstes noch einmal genannt wird: „hört Musik und kämmt Haare", „kämmt Haare und liest Zeitung".
- Diese Übung beginne ich häufig damit, daß ich ein pronominales Subjekt nenne und dabei auf ein Bild zeige: „er ...?"
- Wenn der Aphasiker nach dem ersten Teilsatz „und" gesagt hat und eine kurze Pause macht, um die zweite Äußerung zu programmieren, schiebe ich wieder ein Pronomen ein und lasse den Aphasiker fortfahren:
  Aphasiker: „putzt Schuhe ... und ..."
  Therapeut: „er"
  Aphasiker: „hört Musik"

Auf diese Weise wird allmählich *das Subjekt* mit in das Übungsprogramm eingeführt.

Verben in der 1. Person

▷ **Vorgehen**

Nachdem die Verben einige Zeit in der 3. Person geübt worden sind, kann man zusätzlich die 1. Person einführen, zunächst spielerisch im Dialog:

- Man gibt in einer Art Rollenspiel Telefonate vor und fragt die auf den Bildern dargestellten Personen: „Hallo, Frau Müller, was machen Sie gerade?“

▷ **Probleme**

Meist muß der Therapeut zunächst die Antwort mit „ich ...“ stimulieren, und häufig werden anfangs die Verben in der 3. Person produziert: Aphasiker: „Ich gießt Blumen.“ Ich halte es für besser, daß der Therapeut diesen Fehler zunächst übergeht und nur den richtigen Verbabruf bestätigt, dabei aber selbst die richtige Form benutzt: „Ja, ich gieße Blumen.“

▷ **Ergänzende Übungsaufgaben**

Erfahrungsgemäß können selbst schwer betroffene Aphasiker nach kurzer Zeit diese Formen selbst produzieren, v. a., wenn sie sie durch schriftliche MODAK-Übungen festigen:

- Als Hausaufgabe werden die 4 geübten MODAK-Bilder verkleinert untereinander in das Heft geklebt, so daß daneben Platz ist für schriftliche Fragen des Therapeuten, die der Aphasiker schriftlich beantwortet.
- Der Therapeut schreibt z. B. die Frage: „Hallo, Herr Müller! Was möchten Sie trinken?“
- Der Aphasiker wird gebeten, zu Hause die Antwort zu schreiben, die in der Therapiesitzung dem Bild entsprechend produziert wurde: „Ich trinke Saft.“

▷ **Variationen**

- Der Therapeut schiebt beim Dialog in die Frage eine falsche Vermutung ein, die der Aphasiker verbessert.
- Er zeigt z. B. auf das Bild eines Radfahrers und sagt: „Hallo, Herr Müller! Fahren Sie Auto?“ Eventuell muß der Therapeut die Antwort initiieren mit: „Nein, ich ...“ „fahre Rad“ ergänzt dann der Aphasiker.
- Auch eine Aufforderung kann eingesetzt werden, um diese Struktur zu stimulieren: „Hallo, Frau Müller! Haben Sie Zeit, mit mir an die Elbe zu gehen?“ „Nein, ich koche Suppe.“

Verben im Perfekt

▷ **Vorgehen**

Relativ leicht fällt vielen Aphasikern die Perfektform, die wiederum durch den Dialog eingeführt wird.

- Eines Tages sagt der Therapeut, nachdem die Verben in der 3. Person Gegenwart geübt worden sind: „Gestern haben die Leute dasselbe gemacht. Diese Frau (zeigt auf das Bild, auf dem eine Frau Kaffee trinkt) hat gestern auch ...?“
- Manchmal kann ein Aphasiker sofort antworten „Kaffee getrunken“, in anderen Fällen wird diese Form vom Aphasiker übernommen, nachdem der Therapeut zunächst geholfen hat.

Anfangs sollten nur solche Bilder benutzt werden, die das Perfekt mit dem Hilfsverb *„haben"* stimulieren. Wenn das Hilfsverb *„sein"* eingeführt wird, sollte es durch 4 entsprechende Bilder stimuliert werden.

PRAKTISCHER HINWEIS

Bei manchen Aphasikern ist es nötig, regelmäßige und unregelmäßige Perfektformen getrennt zu üben.

▷ **Variationen**

Wieder bieten sich Variationen an:

- Der Therapeut gibt z. B. zu den Bildern passende Aufträge, die der Aphasiker im Perfekt beantwortet: „Herr Müller, füttern Sie doch bitte die Vögel!" „Ich habe die Vögel (schon) gefüttert!" „Dann mähen Sie doch bitte den Rasen!" „Ich habe den Rasen gemäht." usw.
  Dabei wird gleichzeitig die Intonation geübt.

  Schlenck et al. (1995) haben für schwer betroffene Aphasiker ein therapeutisches Verfahren mit speziell dieser Form entwickelt.

Subjekt

▷ **Vorgehen**

Nachdem bisher nur die Aussagen (Verbalphrase) geübt wurden, kann mit fortschreitender Besserung der Sprachfähigkeit allmählich das Subjekt eingeführt werden (das teilweise schon beim Üben mit Verben in der 1. Person aufgetaucht ist). Dazu können z. B. Namen aus dem Verwandten- und Freundeskreis der Aphasiker oder die Pronomina „er" und „sie" benutzt werden. (Pronomina können in der Regel nur schwer abgerufen werden; selbst weniger schwer Betroffene verwechseln „er" und „sie" noch häufig.)

Ich habe die Erfahrung gemacht, daß die Übung „Satzstreifen zuordnen" sich gut für den Einstieg eignet:

- Die Namen werden jeweils auf einen Papierstreifen geschrieben und vom Aphasiker den einzelnen Bildern zugeordnet.
- Danach legt er die entsprechenden Teilsätze zu den Bildern.
- Anschließend werden die Satzstrukturen über die verschiedenen MODAK-Übungen automatisiert.

▷ **Probleme**

Diese Übung fällt manchen Aphasikern sehr schwer, da das Subjekt in „Thema"-Position steht und der komplette Satz viel parallele Verarbeitung erfordert. Deshalb sollte das Subjekt nur vorsichtig eingeführt und zunächst evtl. mit entsprechender therapeutischer Hilfe produziert werden.

„ich weiß, (daß) ..."

▷ **Vorgehen**

Wenn sowohl die 3. und 1. Person und das Subjekt eingeführt worden sind, lassen sich diese Strukturen *im Dialog* gut kommunikativ automatisieren:

- Der Therapeut zeigt auf ein Bild und fragt: „Glauben Sie, daß dieser Mann Tennis spielt?"
- Die Antwort des Aphasikers könnte lauten: „Ich weiß (betont), daß er Tennis spielt!" oder „Ich weiß (betont), er spielt Tennis!" (leichtere Variante).

Die „daß"-Sätze sollten nicht erzwungen werden. Wichtig ist die *richtige Betonung*; wenn der Aphasiker zunächst mit der leichteren Variante antwortet und nur der Therapeut den „daß"-Satz bestätigend sagt, wird diese Struktur in vielen Fällen allmählich auch vom Aphasiker übernommen.

„ich möchte ..."

▷ **Vorgehen**

Dies ist eine weitere Dialogvariante, mit der die Subjekt-Struktur in Verbindung mit Verben und gleichzeitig die Betonung geübt werden kann:

- Aphasiker und Therapeut ziehen abwechselnd Situationsbilder aus einem Stapel.
- Der Therapeut sagt, dem gezogenen Bild entsprechend: „Ich möchte Zeitung lesen!"
- Der Aphasiker antwortet: „Ich (betont) möchte Blumen gießen!" oder, nach entsprechender Absprache: „Anna (betont) möchte Blumen gießen!"

▷ **Variation**

- Der Therapeut sagt „**Ich** lese jetzt Zeitung!"
- Der Aphasiker antwortet: „**Ich** gieße Blumen!"

Frage-Grundform

▷ **Vorgehen**

Wenn das Subjekt und das Verb abgerufen werden können, ist es manchen Aphasikern möglich, sich auf die Frageform einzustellen. Für den Einstieg eignen sich die Bilder in *Block 1* sehr gut, die ein Verb ohne Objekt stimulieren: „duscht", „lacht" usw.

- Zunächst werden Satzstreifen mit Namen und Verben („Anna lacht", „Tim badet" usw.) den Bildern zugeordnet und wie im Grundprogramm geübt.
- Die Satzstreifen werden dann durchgeschnitten und zuerst die Substantive und danach die Verben noch einmal den Bildern zugeordnet.
- Anschließend ändert der Therapeut die Reihenfolge der Wörter, legt jeweils ein Fragezeichen hinter das Substantiv und bittet den Aphasiker zu lesen: „lacht Anna?", „badet Tim?", wobei auf die richtige Betonung geachtet werden sollte.
- Die Fragen sollten zunächst in den schriftlichen MODAK-Übungen behandelt und dann im *Dialog* geübt werden, wobei zunächst der Therapeut zu allen 4 Bildern Fragen stellt.
- Die Fragen erscheinen natürlicher, wenn sie eine „falsche" Vermutung enthalten: Therapeut: „Duscht Tim?" Aphasiker: „Nein, er badet!"
- Anschließend stellt der Aphasiker seine Fragen so, wie die unter den Bildern liegenden Wörter es ihm suggerieren, d. h. ohne falsche Vermutungen: „Badet Tim?"

Im Anschluß an die einfachen Fragen mit Block-1-Bildern können auf gleiche Weise erweiterte Fragen („trinkt Anna Wein?" usw.) geübt werden.

Fragen mit Verben in der 2. Person

Nachdem sie einige Zeit mit MODAK geübt haben, können manche Aphasiker auch die 2. Person Singular bewältigen. (Hierfür ist es hilfreich, wenn das „du" schon durch die Bewegungsserie (s. Kap. 7, Abschnitt „Sprechen in Verbindung mit Hand- und Armbewegungen") in „ich und du" aufgetaucht ist.)

▷ **Vorgehen**
Erfahrungsgemäß läßt sich die Du-Form am besten deblockieren, wenn sie zunächst in Fragen geübt wird, die schriftlich und in Einzelworte zerlegt den Bildern zugeordnet werden, anfangs wieder mit Verben ohne Ergänzung „Badest du?", „Reitest du?" usw., danach in der erweiterten Frageform „Trinkst du Tee?" usw.

Diese Fragen können gut im Dialog geübt werden:
- Auf dem Tisch liegt ein Stapel Bilder.
- Der Therapeut denkt sich eine Tätigkeit aus und sagt: „Ich lese Zeitung. Liest du auch?" (Das Duzen gehört zum Rollenspiel: „Ich bin jetzt Ihre Frau/Ihr Mann/Ihr Sohn und frage Sie alles mögliche ...").
- Der Aphasiker zieht ein Bild und antwortet mit der Handlung, die er auf dem Bild sieht: „Nein, ich höre Musik."
- Nachdem eine Reihe von Bildern auf diese Weise erfragt worden sind, zieht der Aphasiker zwar weiter jeweils ein Bild, aber nun stellt *er* die Fragen, indem er jeweils den Satz, den das Bild repräsentiert, in eine Frage umwandelt.
- Der Therapeut antwortet mit einer Tätigkeit, die er sich ausdenkt.

Wenn die Frageform mit entsprechender Betonung häufiger geübt wurde, gelingt es den Aphasikern besser, sich auch auf die höfliche Form der Anrede einzustellen: „Trinken Sie Kaffee?" Auch diese Formen sollten zunächst durch schriftliche MODAK-Übungen eingeführt werden.

Präpositionen

Präpositionen können bei schweren Störungen kaum abgerufen werden, aber bei mittelschweren Störungen ist der Versuch sinnvoll, sie mit dem MODAK-Verfahren zu deblockieren, wobei zunächst in jeder Sitzung viermal die gleiche Präposition stimuliert werden sollte.

▷ **Vorgehen**
Für den Anfang eignen sich m. E. gut Sätze mit Instrumentalobjekten („mit einer Schere"):
- Zunächst wird das Grundprogramm an 4 Bildern ohne Präposition durchgespielt (z. B. „schneidet die Haare", „bügelt die Hose", „hackt Holz", „schält Äpfel").
- Der Therapeut schreibt dann die Namen der Gegenstände, die bei den 4 Handlungen gebraucht werden, auf Papierstreifen und läßt sie den Bildern zuordnen (zuvor hat der Aphasiker sie evtl. aus Buchstaben gelegt und auch geschrieben).

- Anschließend wird viermal „mit" auf Papierstreifen geschriebenen, an die jeweils richtige Stelle im Satz unter die Bilder gelegt, und der Aphasiker liest zunächst die Präpositionalphrasen vor.

Dann folgt der *Dialog*, bei dem der Aphasiker die Präpositionalphrasen ablesen kann:

Therapeut: „Da ist Herr Müller im Garten. Was macht er?"
Aphasiker: „Gräbt ein Loch."
Therapeut: „Womit gräbt er das Loch?"
Aphasiker: „Mit Schaufel."

Auf dem Satzstreifen steht „mit einer Schaufel", aber die reduzierte Form sollte akzeptiert werden, da sie die wesentliche Information übermittelt. Der Therapeut bestätigt: „Genau. Er gräbt das Loch mit einer Schaufel."

Weitere Präpositionen können folgen, und zwar immer eine Präposition über mehrere Therapiesitzungen, wobei darauf geachtet werden sollte, daß bei einer Sitzung jeweils alle 4 Bilder den gleichen Kasus (Dativ oder Akkusativ) stimulieren („steht auf der Leiter", „sitzt auf der Bank", „liegt auf der Matte", „sitzt auf der Mauer", || „schaut in den Spiegel", „steigt in den Zug", „geht in die Schule", „fährt in die Garage").

Das hier beigefügte Bildmaterial für die Arbeit mit Präpositionen sollte durch Bilder aus den Blöcken 1–4 (z. B. „schläft im Bett", „schwimmt im See", „telefoniert im Büro", „duscht im Bad" usw.) und durch Bilder aus anderen Sammlungen ergänzt werden.

Verben mit Akkusativobjekt und Präpositionalobjekt

▷ **Vorgehen**

Da in der alltäglichen Kommunikation *Sätze mit mehreren Objekten* häufig vorkommen, versuche ich, mittelschwer betroffene Aphasiker auch mit diesen Formen wieder vertraut zu machen. Dabei beginne ich mit einer Verknüpfung von Sprechen, Lesen und Schreiben:

- Der Aphasiker ordnet die Satzstreifen mit den entsprechenden Sätzen (evtl. ohne Subjekt) den Bildern zu; anschließend wird im Dialog darüber gesprochen.
- Danach wird mit jedem Bild einzeln geübt: Der Therapeut zerschneidet den entsprechenden Satzstreifen in Syntagmen, z. B. „Vater – gießt – Tee – in – den Hut", der Aphasiker legt die Wörter wieder zusammen und liest anschließend den Satz vor, wobei er die einzelnen Wörter mit dem Finger nach links schiebt, während er sie liest.
- Beim anschließenden Schreiben des Satzes ist es sinnvoll, die leichtesten Wörter (meist das Akkusativ- und Präpositionalobjekt) aus dem Gedächtnis schreiben zu lassen, während der Restsatz abgeschrieben wird.

Die Struktur der Sätze sollte bei allen 4 Bildern beibehalten werden. Anders als im Grundprogramm können die Verben sich hier wiederholen, während die Artikel variieren, evtl. auch von den Aphasikern ausgelassen werden können, z. B. „gießt Milch in den Becher", „wirft Münzen in den Brunnen", „stellt Tassen in den Schrank", „wirft Steine ins Wasser".

Adverbiale Ergänzungen der Zeit

▷ **Vorgehen**

Mittelschwer betroffene Aphasiker, die sich beim Umgang mit Fragen an Wortumstellungen gewöhnt haben, sollten versuchen, auch Zeitergänzungen wieder in der richtigen Form auszudrücken. Zeitergänzungen am Satzanfang erfordern ebenso wie Fragen die Umstellung von Subjekt und Verb wie im Satzbeispiel „Er schläft lange":

Frage: „Schläft er lange?"

Zeitergänzung: „Sonntags schläft er lange."

- Wieder erscheint es sinnvoll, mit einer schriftlichen Übung zu beginnen: Zum Beispiel könnten die Sätze „Anna liest Zeitung", „Peter trinkt Wein", „Tim ißt Suppe", „Nina läuft Rollschuh" entsprechenden Bildern zugeordnet werden.
- Dann werden die Satzstreifen durchgeschnitten und die Wörter „morgens", „mittags", „nachmittags" und „abends" den Sätzen zugeordnet.

Manche Aphasiker entdecken beim Vorlesen der Sätze von selbst, daß Subjekt und Verb umgestellt werden müssen, andere gewöhnen sich durch das Umtauschen der geschriebenen Wörter an diese Wortstellung und automatisieren sie allmählich.

Anwendung der Erweiterungen und Übungsziele

Die beschriebenen grammatischen Erweiterungen sind nur *Beispiele* für das MODAK-Vorgehen bei syntaktischen Störungen unterschiedlicher Art. Es kann je nach den individuellen Bedürfnissen der Aphasiker bei einzelnen grammatischen Problemen angewandt werden, wobei durch langsames, schrittweises Vorgehen (d. h. für jedes grammatische Problem eine ganze Reihe von Therapiesitzungen) und durch die Verknüpfung verschiedener Modalitäten eine Automatisierung der richtigen Formen angestrebt wird.

➔ Die richtigen Formen sind zwar ein Ziel dieser Übungen, aber nicht in jedem Fall das Hauptziel: Wichtiger erscheint mir, daß durch diese Übungen eine gewisse Flexibilität im Umgang mit sprachlichen Formen erreicht wird, so daß die Kommunikation insgesamt besser gelingt.

Inhaltliche Erweiterungen

➔ **Der Inhalt der Sprache ist wichtiger als ihre Form.** Dieses Prinzip gilt für das gesamte MODAK-Verfahren.
Die grammatischen Übungen sollten daher in einer Therapiesitzung immer durch andere Maßnahmen ergänzt werden, z. B. durch inhaltliche Erweiterungen (Arbeit mit Texten, s. unten), durch Gespräche, Entspannungsübungen usw.

▷ Individuelle Interessen

Da es – aus den in Kap. 1 beschriebenen Gründen – schwer betroffenen Aphasikern nicht möglich ist, ein festgelegtes Vokabular zu „lernen", können die Therapiematerialien durchaus den individuellen Interessen der einzelnen Aphasiker entsprechend ergänzt werden.

Je tiefer das Interesse ist, je angeregter alle Sinne sind, desto besser gelingt die Wortfindung, so daß auch Globalaphasiker plötzlich von sich aus Wörter wie „Cheops"(-Pyramide), „Ozonloch", oder „Nudelholz" äußern.

Die Stimulierung durch anregende Therapiematerialien und Gespräche hat eine weitere Wirkung: Die Bilder, die dadurch im Kopf erzeugt werden, bleiben dem Aphasiker länger erhalten, und das Bewußtsein, sich mit sinnvollen, interessanten Inhalten beschäftigt zu haben, stützt ihn psychisch.

▷ Tagesnachrichten

Es lohnt sich also, auch bei schwer Betroffenen relativ früh andere Inhalte in die Therapie einzubeziehen, Inhalte, die ihnen viel bedeuten und sie den Realitäten der Welt näher bringen. Falls ihr auditives Verstehen nicht zu sehr gestört ist, teile ich den Aphasikern z. B. die wichtigsten Nachrichten mit, die ich morgens im Radio gehört habe, und versuche, ihre Meinung dazu zu erfahren, die sie evtl. durch *Zeichnungen* (einfache Skizzen, s. Abb. 1), übermitteln. Die Übermittlung von Informationen durch solche Skizzen sollte von Anfang an in der Therapie geübt werden.

▷ Zeitungsartikel

Außerdem kann der Therapeut für den Aphasiker aus verschiedenen Zeitschriften jeweils gut illustrierte Artikel heraussuchen, die dessen individuellen Interessen entsprechen.

- Er kopiert einige der Bilder oder Grafiken und bildet mit dem Aphasiker zusammen Sätze, die die Bildinhalte ausdrücken.
- Diese auf Satzstreifen geschriebenen Sätze werden auseinandergeschnitten, vom Aphasiker wieder zusammengefügt und danach vorgelesen, wobei er jeweils das Wort, das er liest, mit seinem Finger nach links schiebt.
- Danach wird vom Aphasiker eine kleine Liste der wichtigsten Wörter des Artikels geschrieben, und anhand dieser Wörter wird über den Inhalt des Artikels ein Gespräch geführt, wobei der Aphasiker auch seine Meinung dazu ausdrückt.

Sogar mit schwer betroffenen Aphasikern, die noch nicht mit Sätzen umgehen können, ist es möglich, interessante Artikel als Therapiegrundlage zu benutzen:

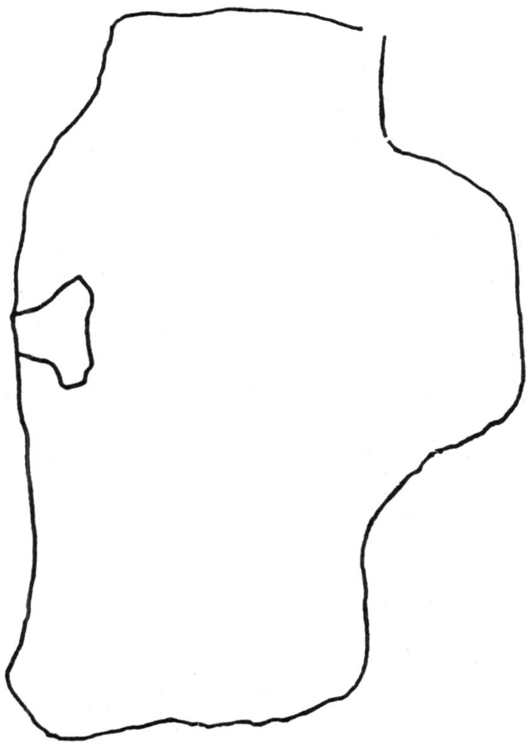

Abb. 1. Herr U. (globale Aphasie) auf die Frage. „Welchen SPD-Politiker würden Sie als Kanzler-Kandidaten vorschlagen?“ (Lafontaine)

- Gemeinsam mit dem Aphasiker wählt der Therapeut Schlüsselwörter aus einem Artikel aus, die der Aphasiker aus Buchstaben zusammenlegt, dann nach der MODAK-Methode abschreibt (Einsetzen des Hauptvokals!) und danach selbständig schreibt, und zwar so, daß eine kleine Liste entsteht.

Anschließend wird das oben beschriebene Vorgehen an die beschränkteren Möglichkeiten des Aphasikers angepaßt:

- Therapeut und Aphasiker gehen die Liste der Schlüsselwörter durch und versuchen, auf diese Weise Inhalte des Artikels durchzusprechen (z. B. Artikel über den Tunnel unter dem Kanal; die Ladenschlußzeiten; die Rentenpolitik usw.).

▷ **Visuelle Strukturierung**

Die Rezeption von kurzen Geschichten und kurzen Zeitungsmeldungen läßt sich für schwer und mittelschwer Betroffene dadurch erleichtern, daß der Therapeut zusammen mit Aphasikern den Handlungsablauf und evtl. andere Inhaltspunkte *in Form von Grafiken* – Strichen, Pfeilen usw. – darstellt. Durch derartige *visuelle Strukturierungen* können sich die Aphasiker die Inhalte besser einprägen und sie danach anhand der gezeichneten Skizze besser nacherzählen. Außerdem gewöhnen sie sich auf diese Weise daran, ihre Äußerungen zeichnerisch zu unterstützen, so daß ihre Gesprächspartner den Inhalt der unvollkommenen aphasischen Äußerungen anhand der Zeichnungen besser erschließen können (s. Abb. 2).

„Wüste“ (Aphasiker und Therapeut lesen gemeinsam und zeichnen dabei):

> Herr Müller und Frau Müller fahren mit dem Auto durch die Wüste.
> Es ist sehr heiß.
> Das Auto ist gegen die Hitze geschützt. Es hat eine Klima-Anlage.
> Auf dem Fußboden liegen 50 Pfund Eis und ein Block Trockeneis.
> Aber im Wagen ist es unerträglich heiß.
> Nach der glücklichen Durchquerung fahren die Müllers zur nächsten Auto-Werkstatt. Sie sagen: „Wir haben eine Klima-Anlage und sehr viel Eis im Auto. Warum ist es im Auto so heiß?“
> Die Mechaniker finden es schnell heraus: Die Heizung ist eingeschaltet.
>
> (nach: Lembke/Andrae-Howe 1965)

Der Text sollte den Möglichkeiten des Aphasikers entsprechend angeboten werden: Wenn manche Wörter oder Satzkonstruktionen zu schwierig erscheinen, sollten sie ausgelassen oder ausgetauscht werden. Z. B. könnte „50 Pfund“ ausgelassen werden; „Nach der glücklichen Durchquerung“ könnte ersetzt werden durch „Als sie aus der Wüste herauskommen...“.

Dieser Text wurde für einen Aphasiker geschrieben, der die Präsensformen besser beherrschte als die Imperfektformen.

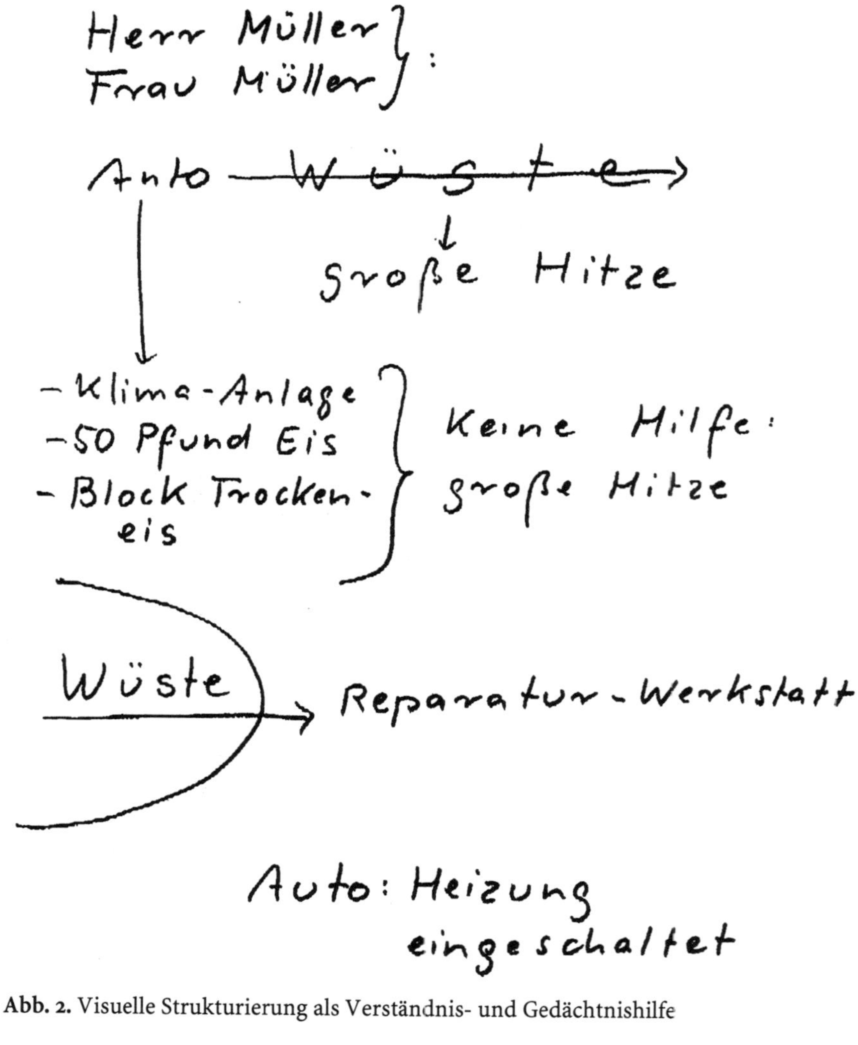

Abb. 2. Visuelle Strukturierung als Verständnis- und Gedächtnishilfe

7 Diverse Verknüpfungen

Während im Grundprogramm bei jedem Therapieschritt alle 4 sprachlichen Modalitäten angeregt werden, sind als Ergänzung bzw. zur Abwechslung auch kurze Übungssequenzen sinnvoll, in denen *2 oder 3 Modalitäten verbunden* werden. Darunter können auch nonverbale Modalitäten sein, die erfahrungsgemäß auch gestörte sprachliche Vollzüge deblockieren können.

➔ Bei Übungen mit Verknüpfungen von 2 oder 3 Modalitäten werden (neben vielen anderen Systemen) v. a. die Hemmprozesse und die gleichzeitige (parallele) Arbeit von verschiedenen Systemen trainiert.

Sprechen in Verbindung mit Hand- und Armbewegungen

▷ **Vorgehen**

Die Verknüpfung von Handmotorik und auditivem System kann bei sehr schwer betroffenen Aphasikern deblockierend wirken:

- Wörter, die mit Bewegungen verbunden sind, werden vom Therapeuten langsam und eindringlich zweimal mit den entsprechenden Bewegungen gesagt.
- Der Aphasiker soll nur darauf achten, daß seine linke, nicht betroffene Hand die entsprechenden Bewegungen macht (was nicht leicht ist, weil schwer betroffene Aphasiker häufig an einer Apraxie des linken Arms und der linken Hand leiden).

Beispielsätze: „auf und ab"/„rauf und runter"/„oben und unten"/„hier und da"/„drinnen und draußen"/„vor und zurück"/„hin und her"/„links und rechts"/„schnell und langsam"/„groß und klein"/„dick und dünn"/„rund und eckig"/„ich und du".

▷ **Wirkung**

Bei dieser Übung, bei der Hand- und Armbewegungen mit dem auditiven Verstehen verknüpft werden, erzeugt der Aphasiker die Wörter, die der Therapeut sagt, beim Verstehen innerlich mit und deblockiert sie auf diese Weise, so daß er sie allmählich teilweise mitsprechen und evtl. anschließend selbständig erzeugen kann. Diese durch Bewegung ausgelöste Deblokkierung der Automatik des Sprechens läßt sich anschließend über das MODAK-Grundprogramm weiterfördern.

Sprechen und Zeichnen

▷ **Vorgehen**
Ähnliche kurze rhythmische Übungen können mit Zeichnen verbunden werden:

- Der Aphasiker zeichnet Kreise und Vierecke, während er immer wieder sagt (oder mit dem Therapeuten zusammen spricht): „rund und eckig".
- Während der Aphasiker „kurz und lang" sagt, zeichnet er kurze und lange Striche: „oben und unten" läßt sich mit Wellen verbinden.
- Bei „und acht, und acht" entstehen liegende Achten usw.

▷ **Wirkung**
Bei dieser Übung trainiert der Aphasiker wieder die parallele Arbeit verschiedener Systeme.

Lesen und mit dem Finger schieben

▷ **Vorgehen**
Diese Kombination habe ich schon oben erwähnt (S. 38):

- Zu Situationsbildern, Bildergeschichten oder Texten werden mit dem Aphasiker gemeinsam Sätze entwickelt und auf Papierstreifen geschrieben.
- Die in Wörter zerschnittenen Sätze werden dann vom Aphasiker wieder zusammengefügt und anschließend vorgelesen, wobei er jedes Wort, das er liest, mit dem Finger nach links schiebt. Das Lesen sollte möglichst rhythmisch geschehen.

▷ **Wirkung**
Bei dieser Übung lenkt der Aphasiker seine Aufmerksamkeit auf das einzelne Wort und verbindet die Modalitäten Sprechen und Lesen mit der Fingermotorik.

Zahlen mit dem Finger rhythmisch abschreiten

▷ **Vorgehen**
Schwer betroffene Aphasiker können auf folgende Weise das *Zählen* anbahnen:

- Sie würfeln – zur Erholung in einer Pause zwischen anderen Übungen – Zahlen und schreiten sie auf einer Uhr, von eins beginnend, mit den Fingern rhythmisch ab;
- dabei spricht zunächst nur der Therapeut die Zahlen aus.

▷ **Wirkung**
Viele Aphasiker können allmählich die Zahlen mitsprechen und sie danach selbständig (in der Reihe) produzieren.

Eine Beschreibung des MODAK-Vorgehens und Therapiebeispiele enthält auch Lutz 1996.

➔ Ich habe immer wieder festgestellt, daß es mit dem MODAK-Programm möglich ist, auch schwer betroffenen Aphasikern auf langsame und behutsame Weise in gewissem Umfang sprachliche Kommunikation wieder zu ermöglichen.

8 Verzeichnis: Die durch die Bilder repräsentierten Teilsätze

Block 1:

Gruppe 1:
lacht, trinkt, badet, schläft

Gruppe 2:
angelt, reitet, läuft, schwimmt

Gruppe 3:
rudert, kegelt, malt, fotografiert

Gruppe 4:
tankt, klingelt, rechnet, telefoniert

Gruppe 5:
duscht, fegt, kocht, schaukelt

Block 2

Gruppe 1:
trinkt Kaffee, ißt Eis, fährt Auto, gießt Blumen

Gruppe 2:
liest Zeitung, putzt Fenster, spielt Ball, ißt Suppe

Gruppe 3:
fährt Rad, backt Kuchen, ißt Fisch, trinkt Cola

Gruppe 4:
ißt Salat, sammelt Pilze, spielt Flöte, putzt Schuhe

Gruppe 5:
spielt Tennis, backt Brot, trinkt Bier, ißt Nudeln

Gruppe 6:
trinkt Wasser, kocht Suppe, spielt Golf, fängt Fische

Gruppe 7:
hört Musik, kauft Birnen, ißt Torte, spielt Schach

Gruppe 8:
spielt Baß, hackt Holz, pflanzt Blumen, schält Äpfel

Gruppe 9:
spielt Klavier, trinkt Sekt, pflückt Kirschen, fährt Motorrad

Gruppe 10:
hört Radio, spielt Fußball, bestellt Essen, läuft Schi

Gruppe 11:
raucht Pfeife, spielt Trompete, pflückt Äpfel, läuft Schlittschuh

Gruppe 12:
pflückt Blumen, trinkt Milch, ißt Schokolade, spielt Geige

Gruppe 13:
kauft Äpfel, spielt Gitarre, brät Eier, schneidet Brot

Gruppe 14:
trinkt Wein, pflückt Birnen, harkt Laub, läuft Rollschuh

Block 3

Gruppe 1:
singt ein Lied, gräbt ein Loch, liest ein Buch, ißt ein Ei

Gruppe 2:
packt den Koffer, badet den Hund, mäht den Rasen, pflanzt den Baum

Gruppe 3:
wäscht das Auto, füttert das Baby, näht das Kleid, streichelt das Schaf

Gruppe 4:
füttert die Katze, trägt die Leiter, putzt die Zähne, schneidet die Haare

Gruppe 5:
schreibt einen Brief, trägt einen Koffer, malt einen Berg, ißt einen Apfel

Gruppe 6:
putzt die Nase, füttert die Hühner, bringt die Post, fönt die Haare

Gruppe 7:
bügelt das Hemd, schiebt das Auto, füttert das Pferd, trägt das Kind

Gruppe 8:
badet das Baby, streichelt das Pferd, füttert das Schwein, malt das Haus

Gruppe 9:
putzt die Brille, feilt die Nägel, schneidet die Torte, kämmt die Haare

Gruppe 10:
raucht eine Zigarre, ißt eine Banane, baut eine Mauer, malt eine Blume

Gruppe 11:
füttert die Vögel, streicht die Wand, gießt die Blumen, wäscht die Haare

Gruppe 12:
ißt ein Hähnchen, bringt ein Paket, malt ein Bild, kauft ein Eis

Gruppe 13:
streicht den Zaun, füttert den Hund, bürstet den Mantel, zieht den Wagen

Gruppe 14:
liest einen Brief, baut einen Turm, trägt einen Korb, strickt einen Schal

Block 4

Gruppe 1:
gießt die Milch ein, trocknet die Teller ab, hängt die Wäsche auf, rührt die Suppe um

Gruppe 2:
sägt den Baum durch, macht den Schuh zu, gießt den Tee ein, hängt das Bild auf

Gruppe 3:
macht das Fenster zu, zieht den Mantel an, spannt den Schirm auf, rollt den Teig aus

Gruppe 4:
steckt den Brief ein, macht das Paket auf, schließt die Tür ab, zündet die Kerze an

Gruppe 5:
macht die Flasche auf, pflanzt die Blume ein, pustet die Kerze aus, wiegt die Äpfel ab

Präpositionen

auf der:
steht auf der Leiter, sitzt auf der Mauer, sitzt auf der Bank, liegt auf der Matte

auf dem:
sitzt auf dem Ast, sitzt auf dem Pferd, liegt auf dem Sofa, steht auf dem Tisch

an der:
steht an der Haltestelle, horcht an der Tür, lehnt an der Mauer, sitzt an der Kasse

in den:
schaut in den Spiegel, steigt in den Zug, geht in die Schule, fährt in die Garage

Akkusativobjekt + Präpositionalobjekt

wirft Münzen in den Brunnen, wirft Steine in das Wasser, stellt Blumen in die Vase, stellt Tassen in den Schrank

Weiteres Bildmaterial

Korten D Situationsbilder. Am Schatzkamp 12, 30163 Hannover, Tel. 0511/690531

Stark J (1992/1995/1997) Erfahrungen aus dem Leben des Alltags. ELA. Eine Fotoserie für Sprachtraining, Sprachtherapie und Sprachevaluierung, die die Kreativität und Phantasie fördert. (Set 1/Set 2/Set 3) Jacqueline Stark, Kraftgasse 5/2/19, A-1020 Wien

Literatur

Bindel RW (1993) Zurück zur Sprache. Prozeßorientierte Aphasietherapie. Pressevertrieb Saar, Heusweiler

Blanken G (Hrsg) (1991) Einführung in die linguistische Aphasiologie. Theorie und Praxis. HochschulVerlag, Freiburg

Blanken G, Dittmann J, Wallesch CW (Hrsg) (1988) Sprachproduktionsmodelle. Neuro- und psycholinguistische Theorien der menschlichen Spracherzeugung. Hochschul-Verlag, Freiburg

Butterworth B (1985) Jargon aphasia; process and strategies. In: Newman ST, Epstein R. (eds) Current perspectives in dysphasia. Churchill Livingstone, Edinburgh, pp 61–98

Changeux JP (1984) Der neuronale Mensch. Wie die Seele funktioniert – die Entdeckungen der neuen Gehirnforschung. Rowohlt, Reinbek

Edelmann GM (1993) Unser Gehirn – ein dynamisches System. Die Theorie des neuronalen Darwinismus und die biologischen Grundlagen der Wahrnehmung. Piper, München Zürich

Engelkamp J (1984) Psychologische Aspekte des Verstehens. Springer, Berlin Heidelberg

Engelkamp J (1991) Das menschliche Gedächtnis. 2. Aufl. Verlag für Psychologie Hogrefe. Göttingen Toronto Zürich

Friederici AD (1987) Kognitive Strukturen des Sprachverstehens. Springer, Berlin Heidelberg

Garrett MF (1984) The organization of processing structure for language production. Applications to aphasic speech. In: Caplan D, Lecours AR, Smith A(eds) Biological Perspectives on Language. MIT Press, Cambridge, MS

Grohnfeldt M (1993) Zentrale Sprach- und Sprechstörungen. Handbuch der Sprachtherapie, Band 6. Marhold, Berlin

Lembke RE, Andrae-Howe I (1965) Aus dem Papierkorb der Weltpresse. dtv München

Levelt WJM (1989) Hochleistung in Millisekunden – Sprechen und Sprache verstehen. Universitas. Wissen, Kunst, Literatur 1: 56–58

Luria A (1992) Das Gehirn in Aktion. Einführung in die Neuropsychologie (Sachbuch 9322). Rowohlt, Reinbek

Lutz L (1981) Zum Thema „Thema". Hamburger Buchagentur, Hamburg

Lutz L (1996) Das Schweigen Verstehen. Über Aphasie. 2. Aufl. Springer, Berlin Heidelberg

Mickeleit B (1994) Ein Aphasiker erlebt seine Rehabilitation. 4. Aufl. Reha-Verlag, Bonn

Morton J, Patterson KE (1980) A new attempt at an interpretation, or an attempt at a new interpretation. In: Coltheart M, Patterson K, Marshall JC(eds) Deep Dyslexia. Routledge & Kegan, London Boston Henley

Schlenck C, Schlenck KJ, Springer L (1995) Die Behandlung des schweren Agrammatismus. Reduzierte Syntax-Therapie (REST). Thieme, Stuttgart

Schlote W (1988) Sprache und Sprachstörungen – Neuroanatomie und Neurophysiologie. In: Radigh W (Hrsg) Sprache und Sprachstörungen. Neurologie – Sprachheilpädagogik – Liguistik. Modernes Lernen, Dortmund. S 13–50

Vanderwaart M (1984) Printing by pictures in lexical decision. Verbal Learning Verbal Behaviour 23: 67–83

Weigl E (1981) Neurophysiology and neurolinguistics. Selected papers. Mouton, The Hague.

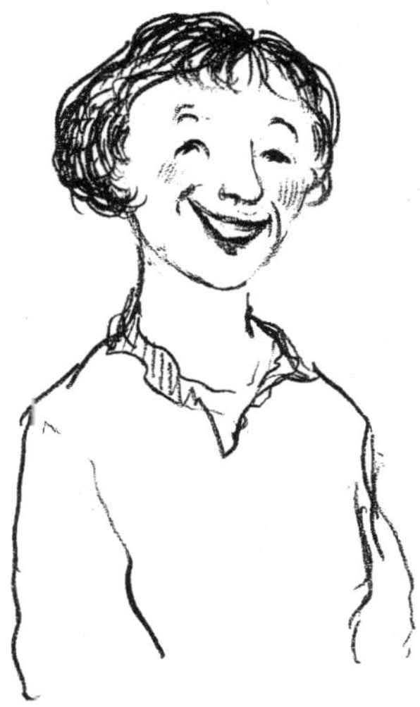

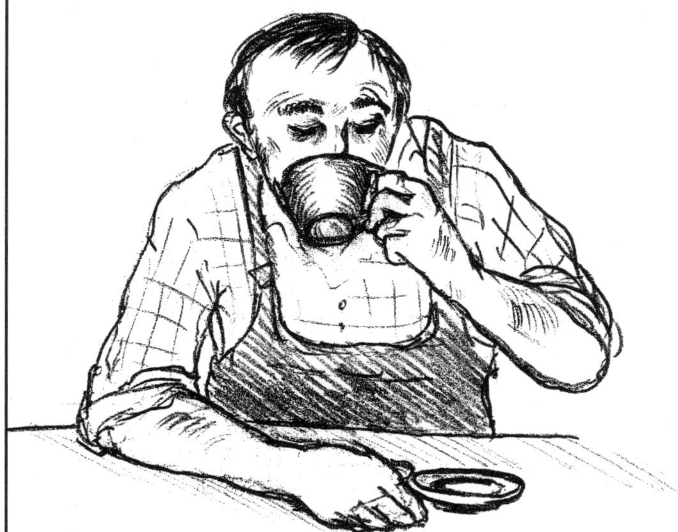

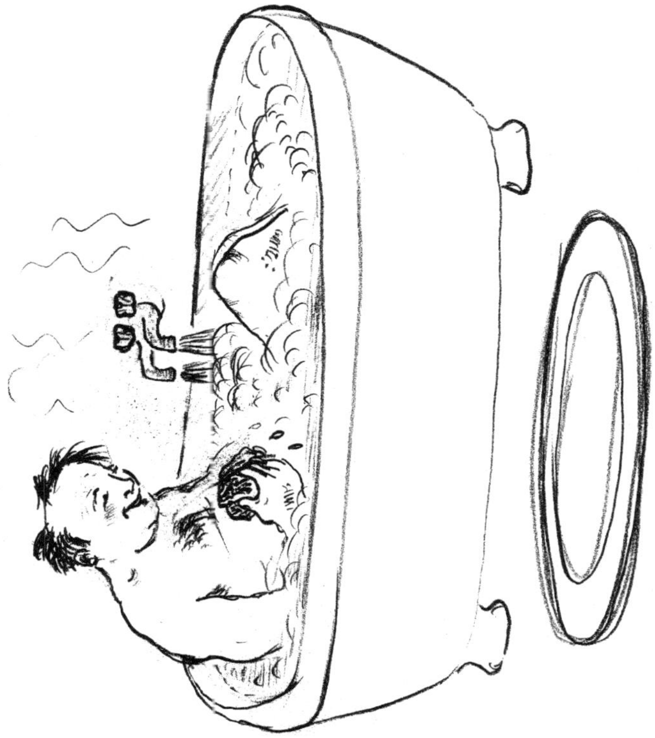

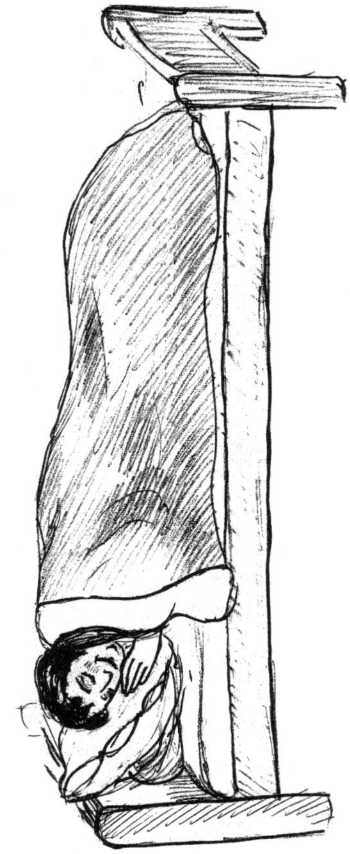

Block 1, Gruppe 1: lacht, trinkt, badet, schläft

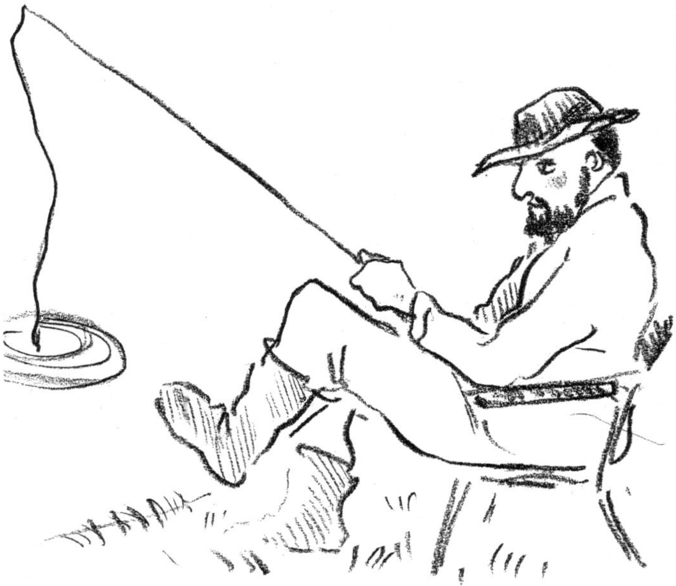

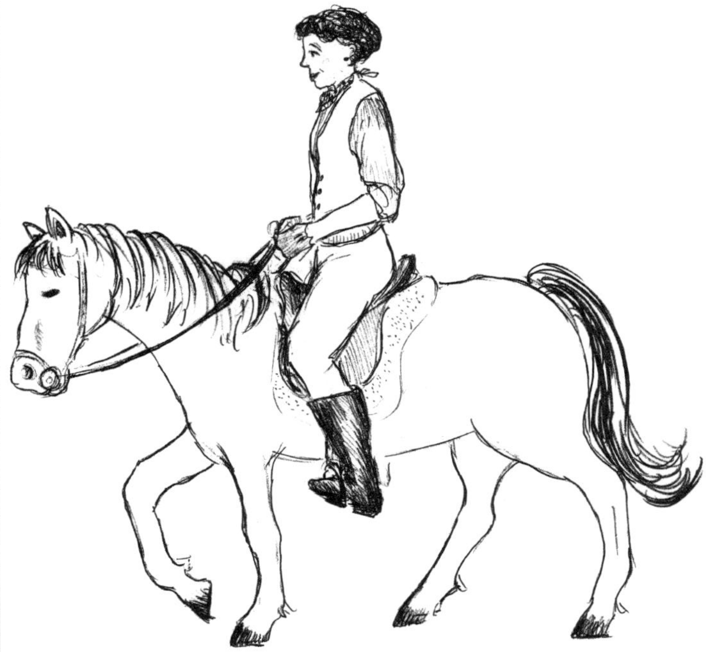

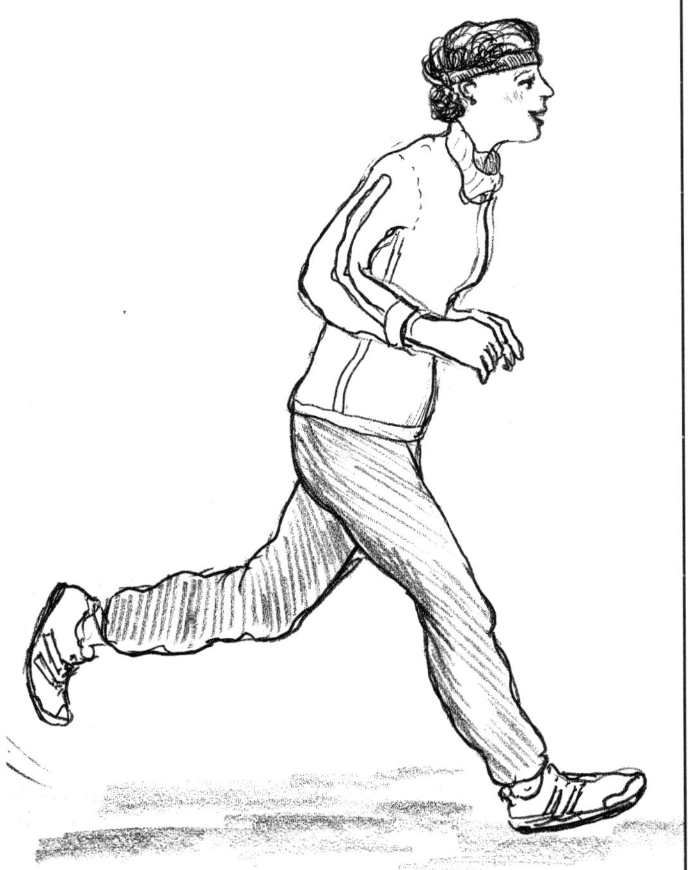

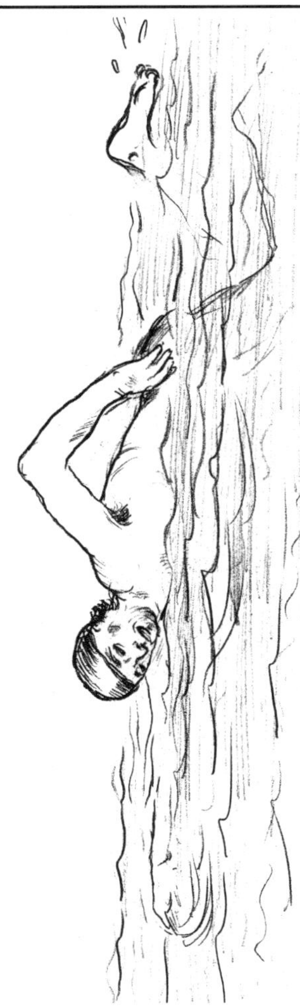

Block 1, Gruppe 2: angelt, reitet, läuft, schwimmt

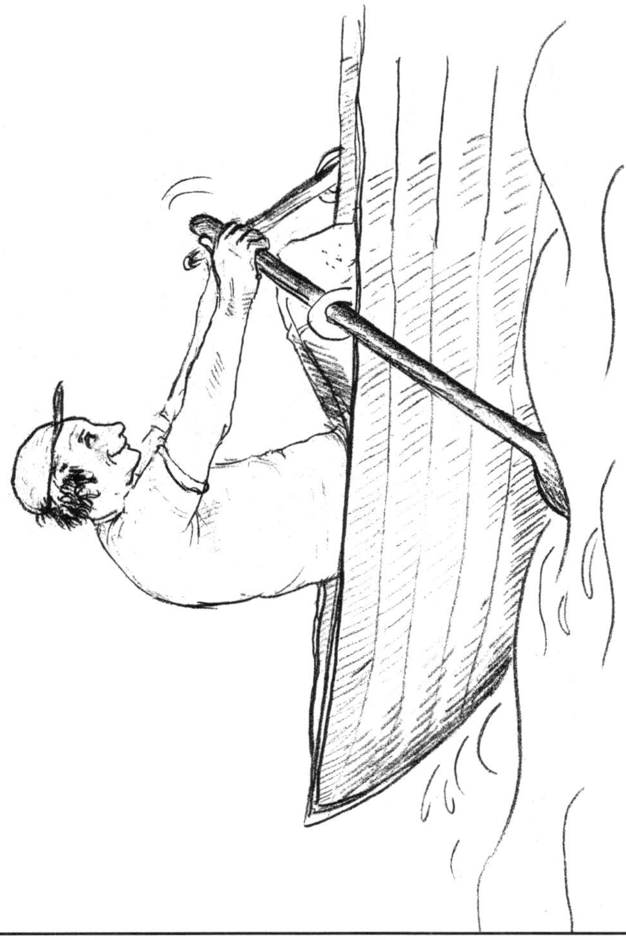
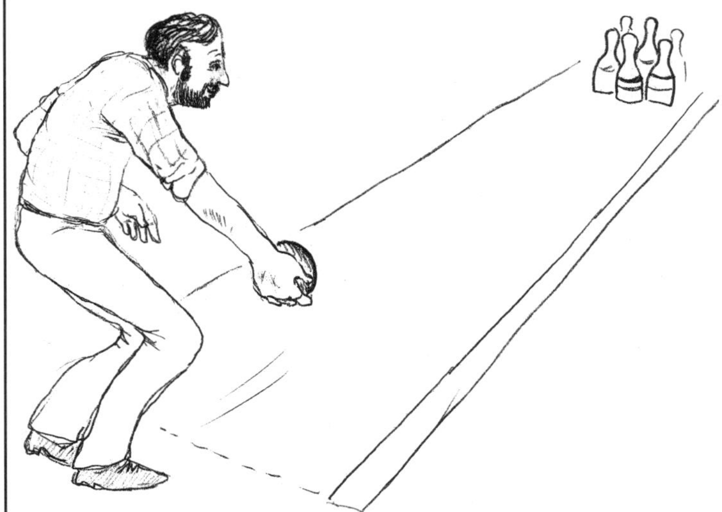
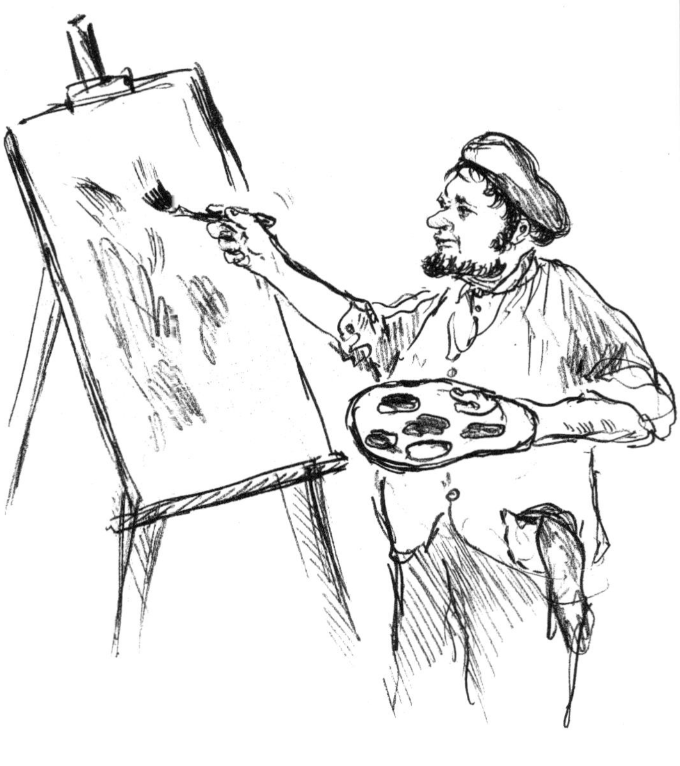
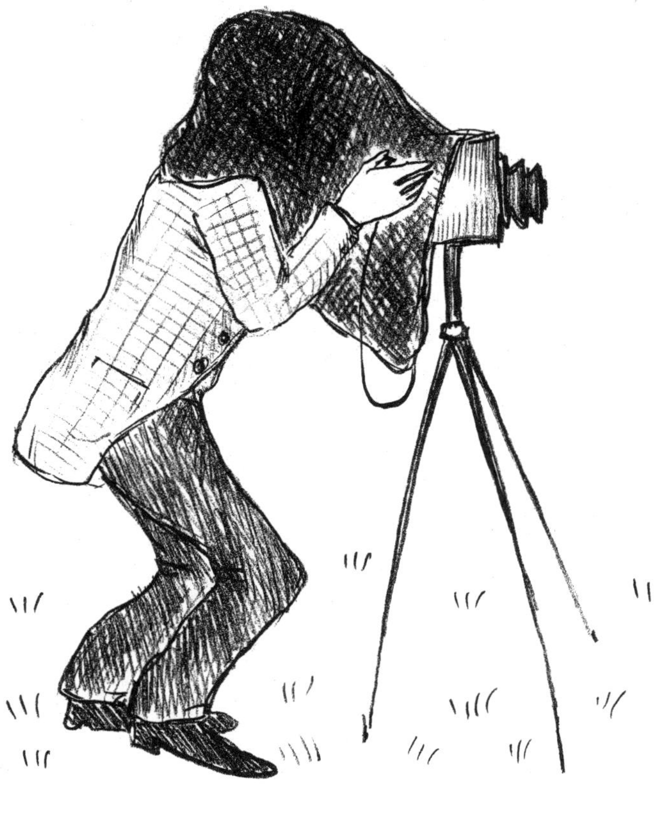

Block 1, Gruppe 3: rudert, kegelt, malt, fotografiert

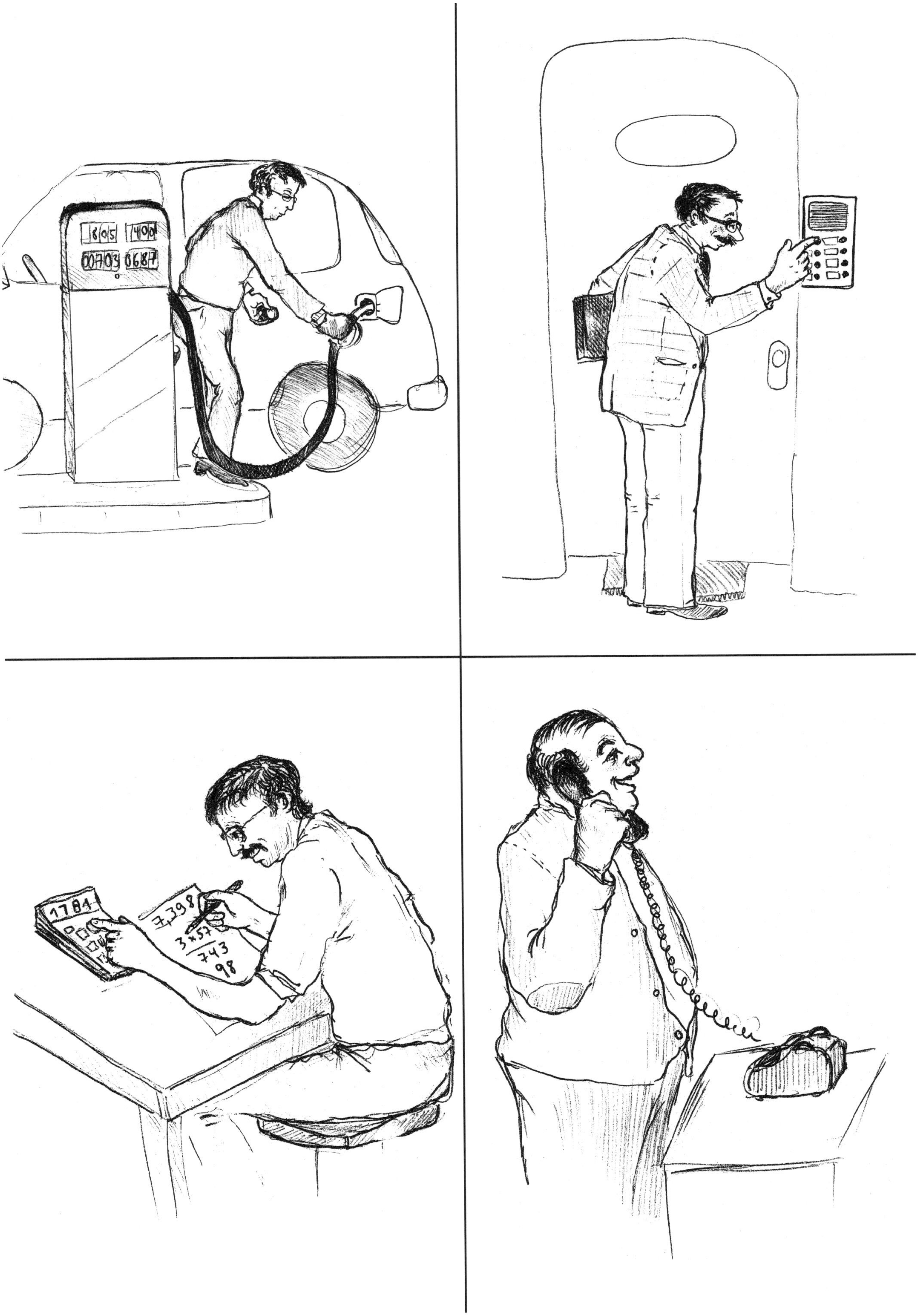

Block 1, Gruppe 4: tankt, klingelt, rechnet, telefoniert

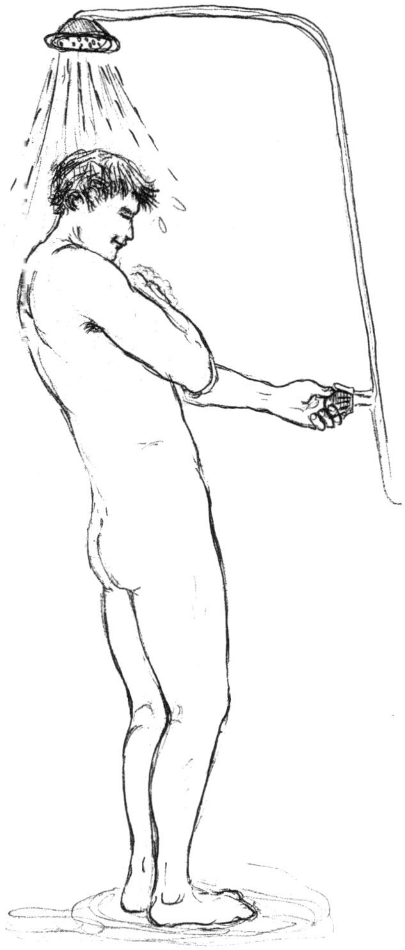
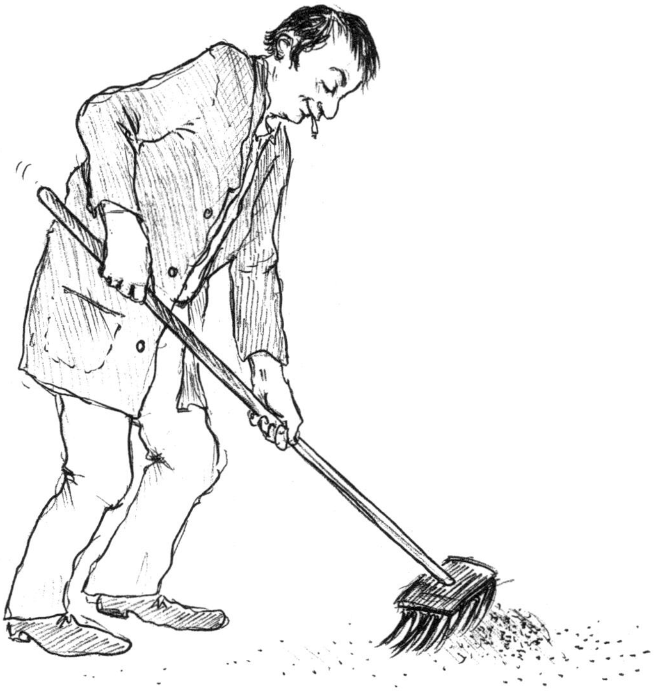
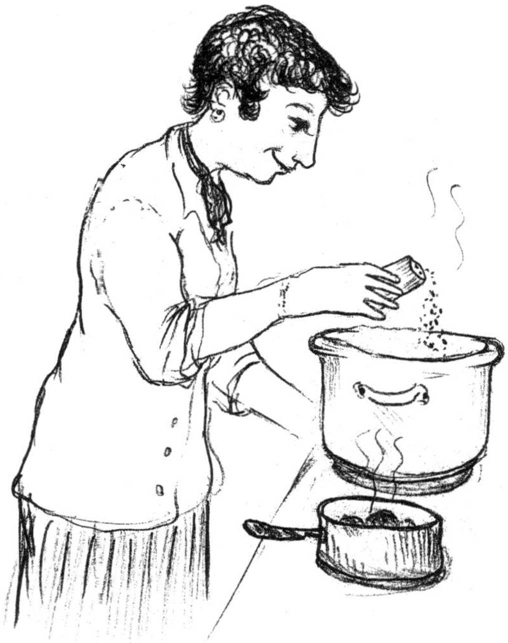
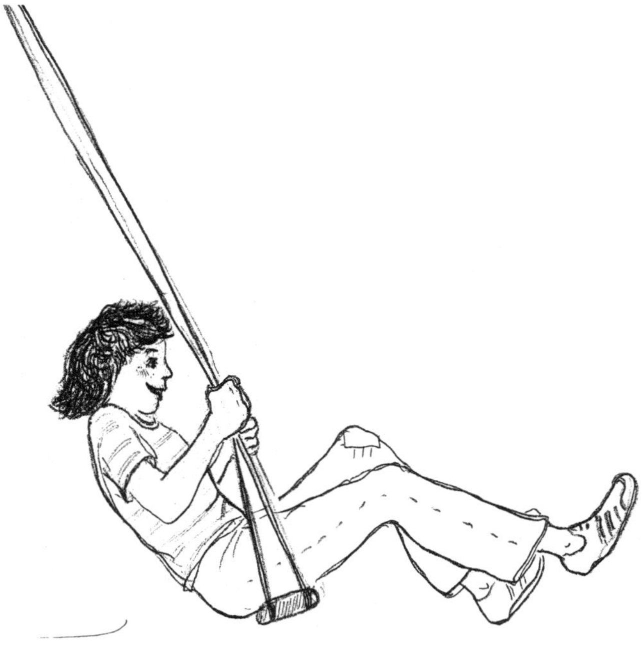

Block 1, Gruppe 5: duscht, fegt, kocht, schaukelt

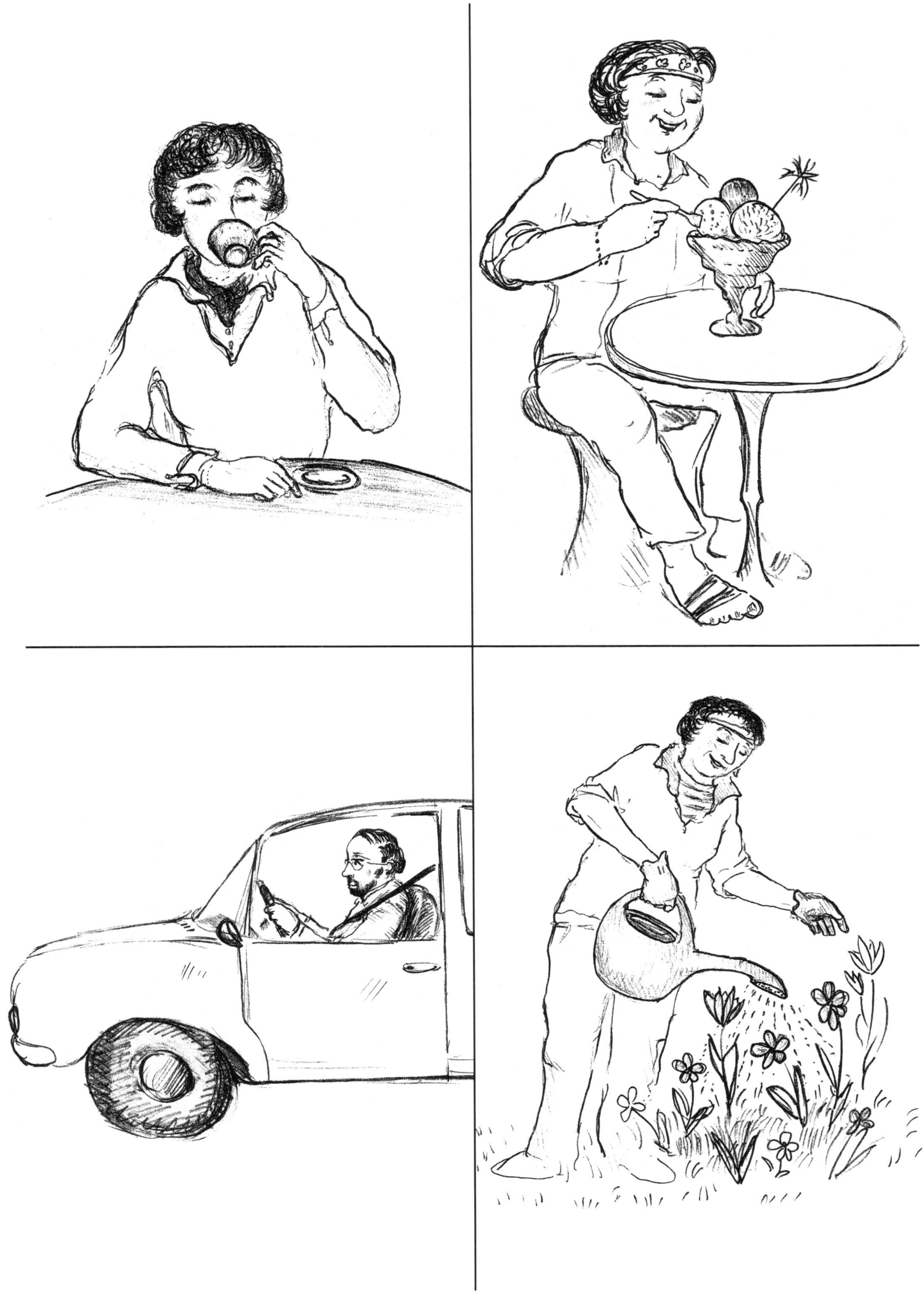

Block 2, Gruppe 1: trinkt Kaffee, ißt Eis, fährt Auto, gießt Blumen

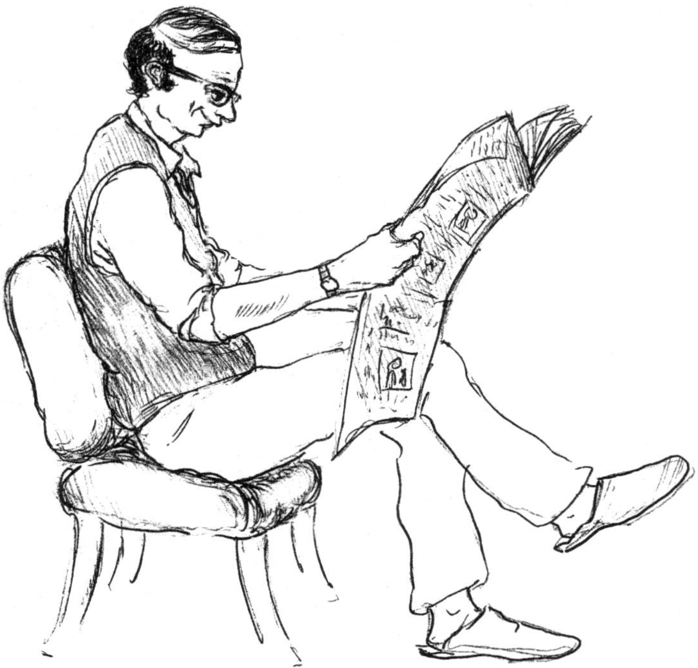

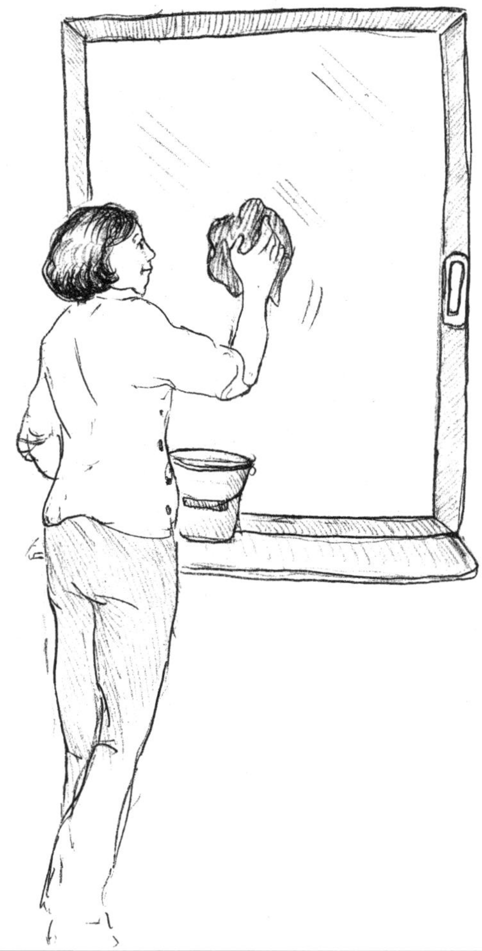

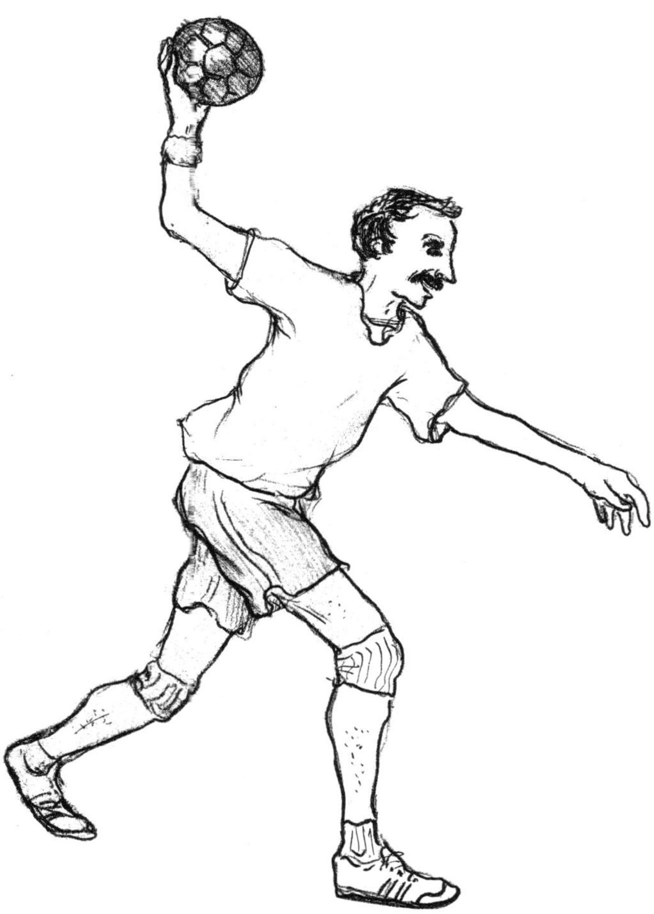

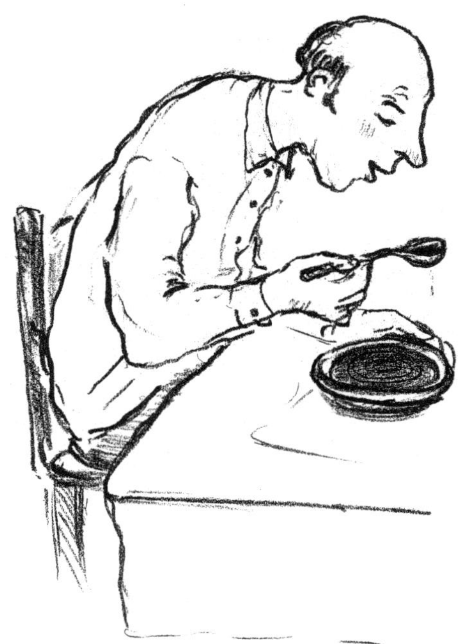

Block 2, Gruppe 2: liest Zeitung, putzt Fenster, spielt Ball, ißt Suppe

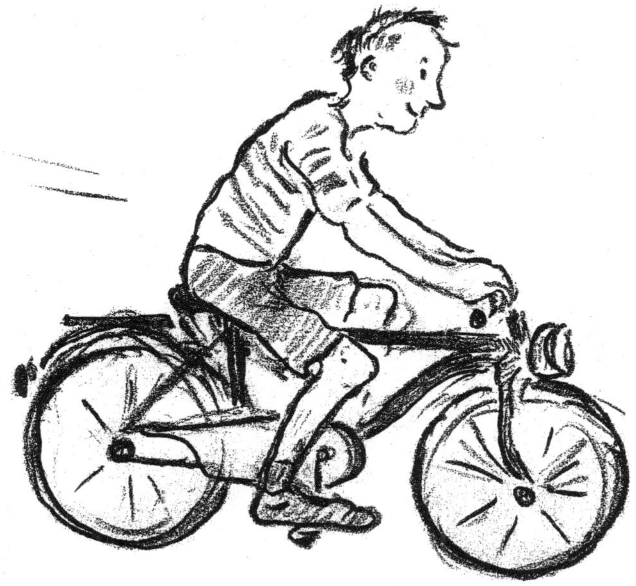

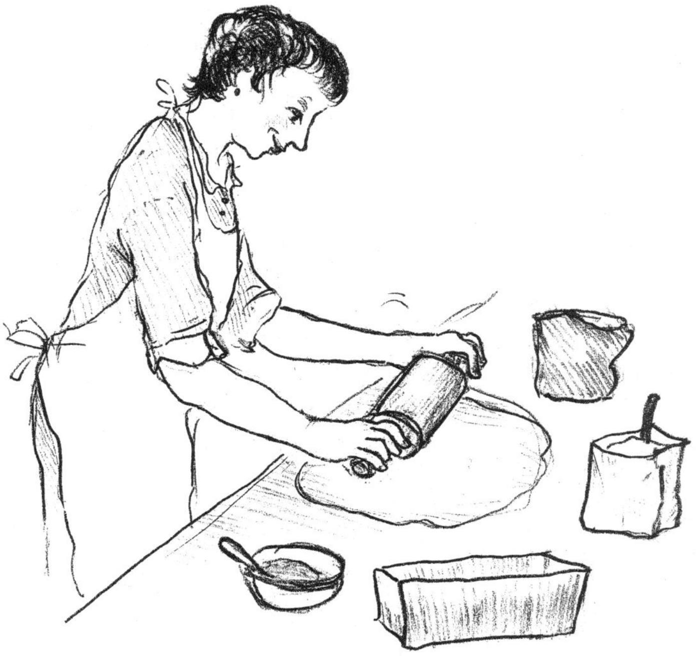

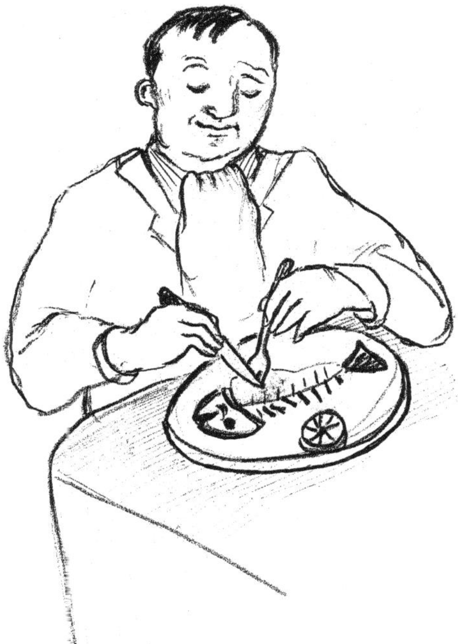

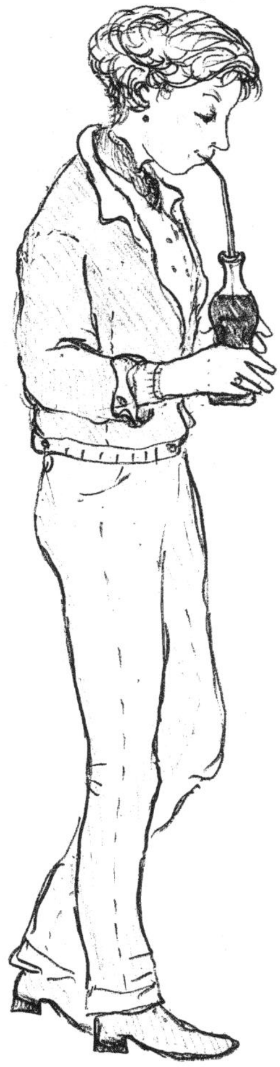

Block 2, Gruppe 3: fährt Rad, backt Kuchen, ißt Fisch, trinkt Cola

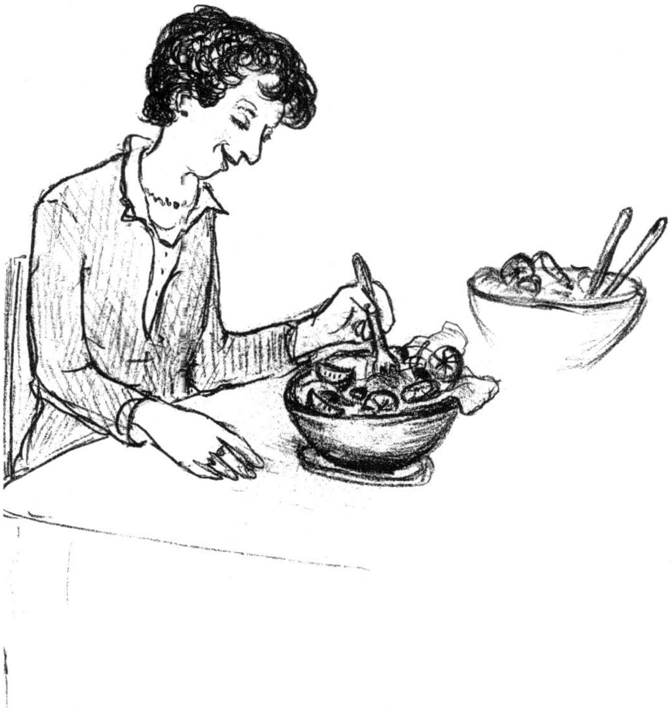

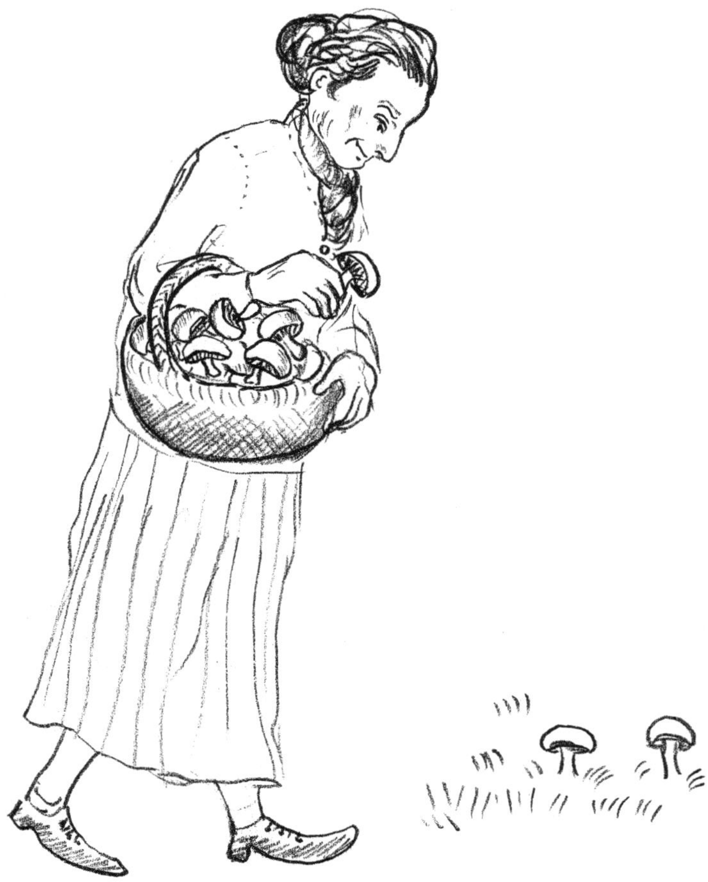

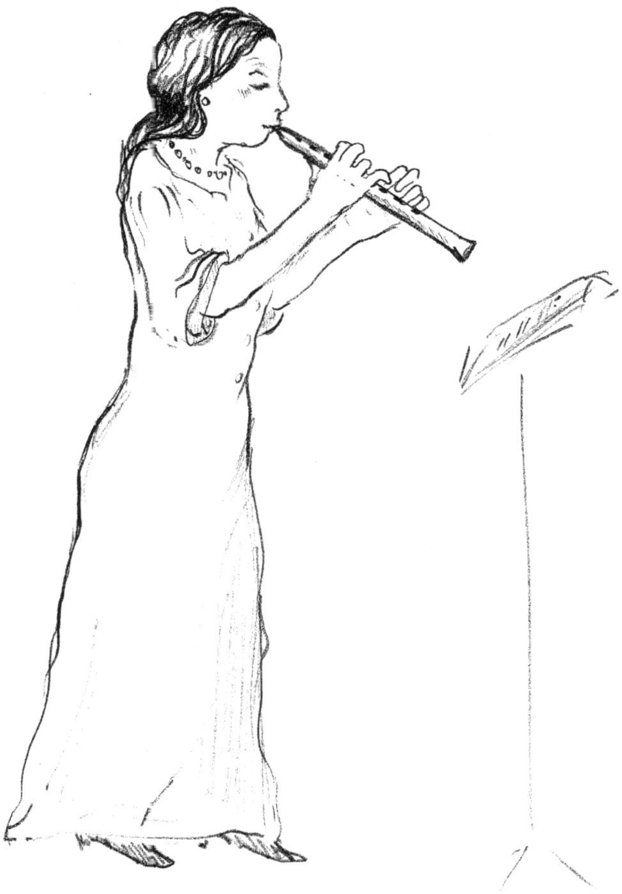

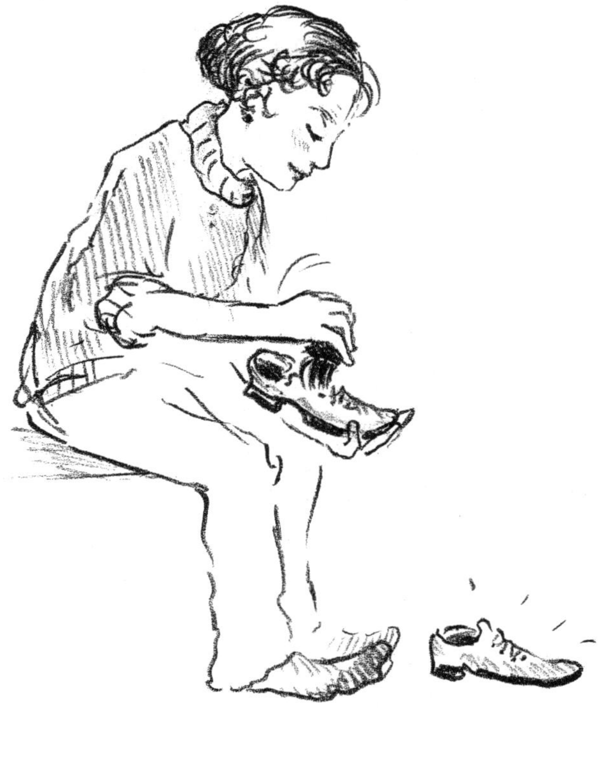

Block 2, Gruppe 4: ißt Salat, sammelt Pilze, spielt Flöte, putzt Schuhe

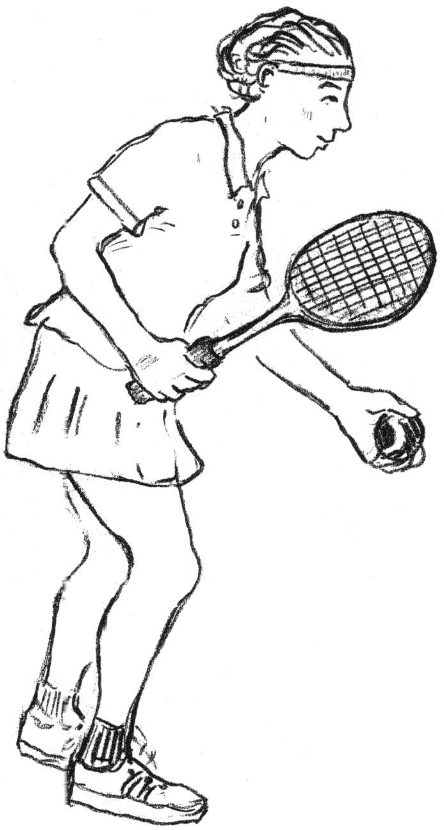

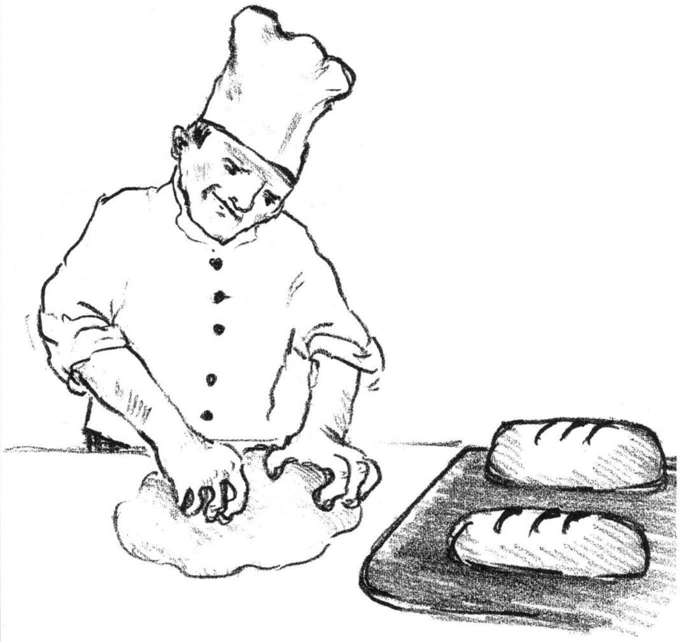

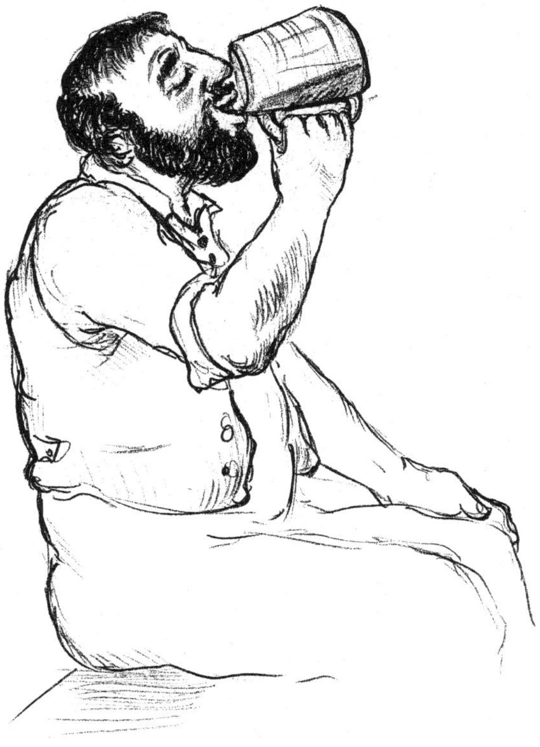

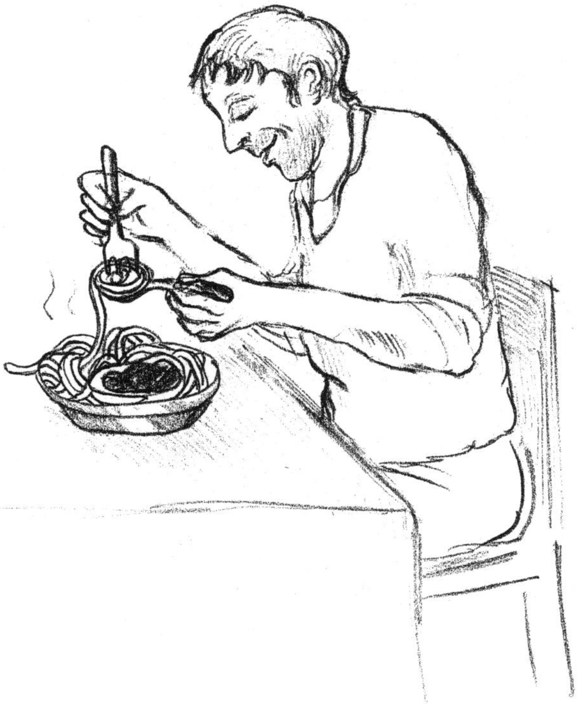

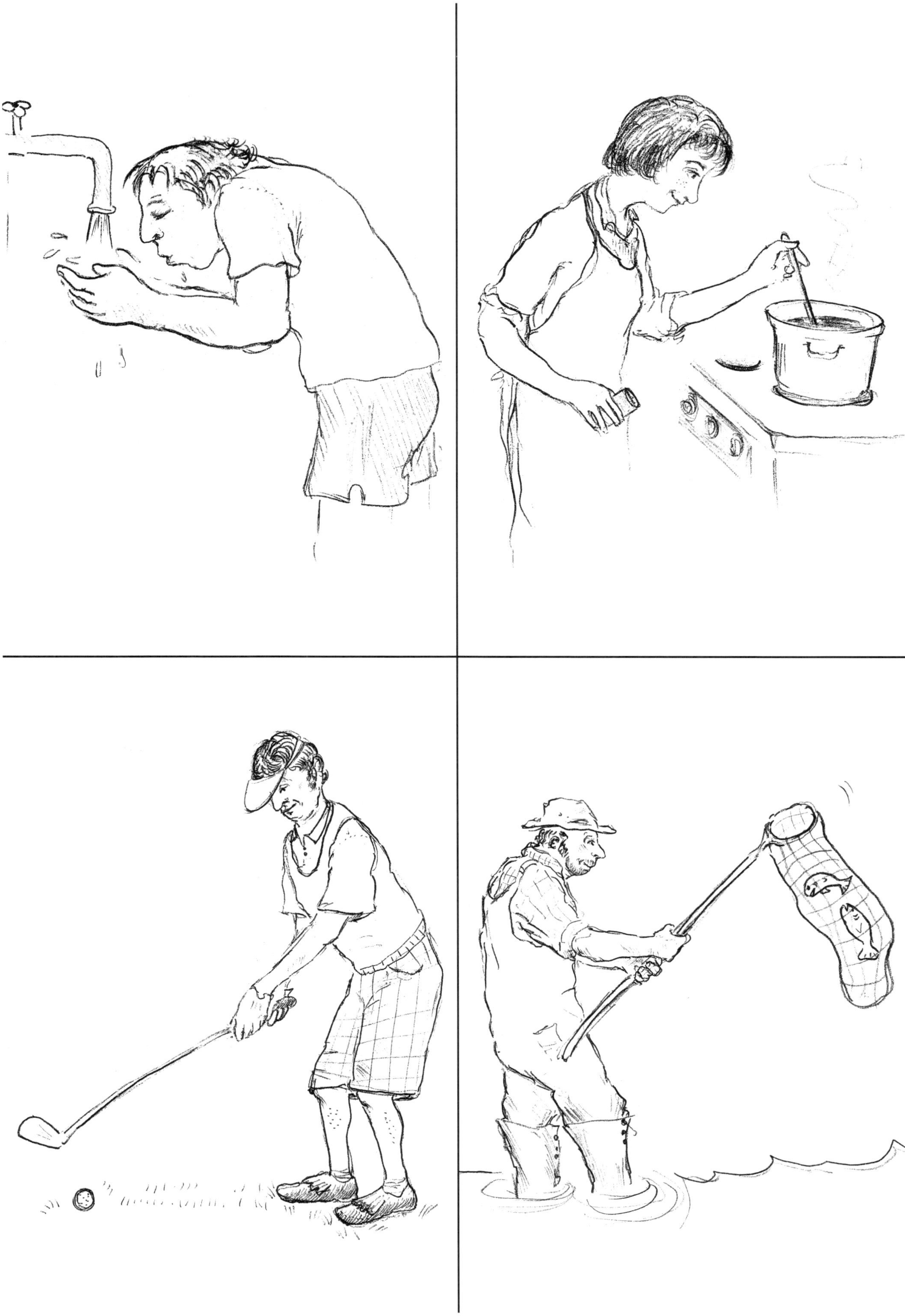

Block 2, Gruppe 6: trinkt Wasser, kocht Suppe, spielt Golf, fängt Fische

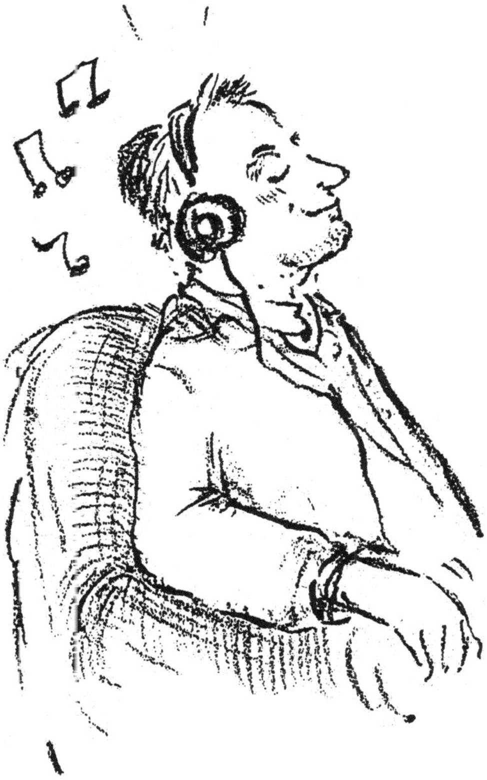

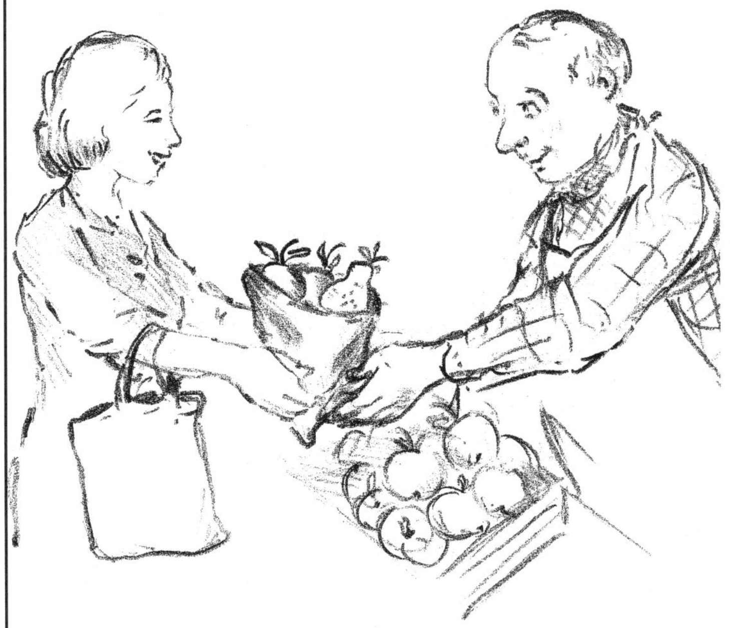

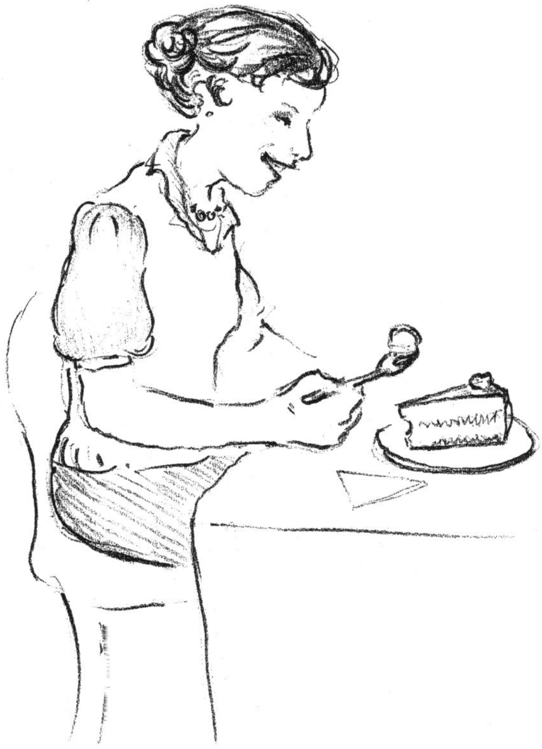

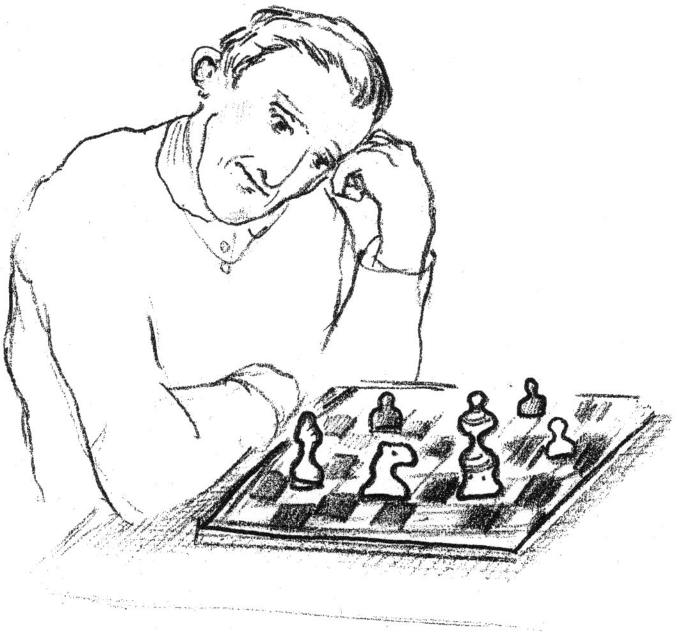

Block 2, Gruppe 7: hört Musik, kauft Birnen, ißt Torte, spielt Schach

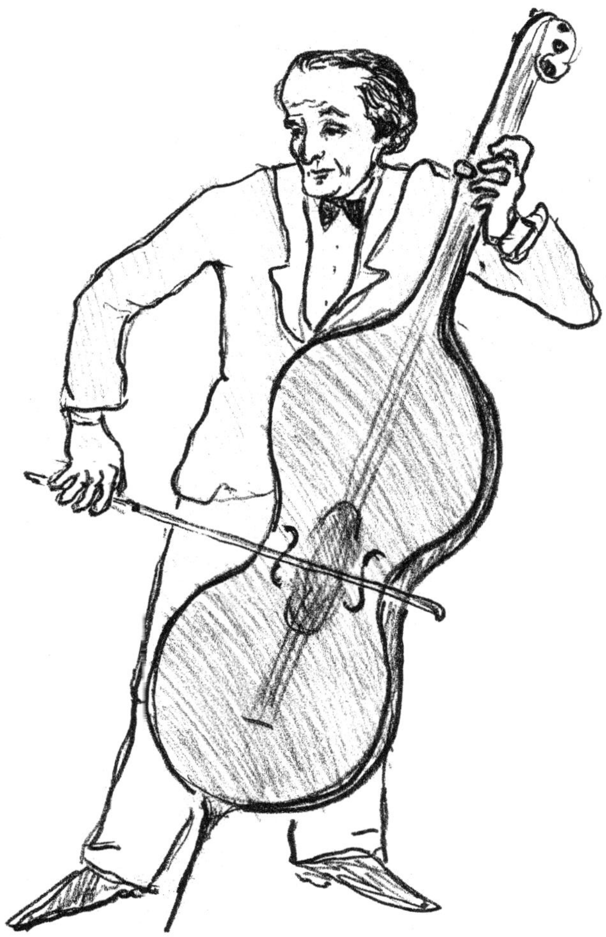

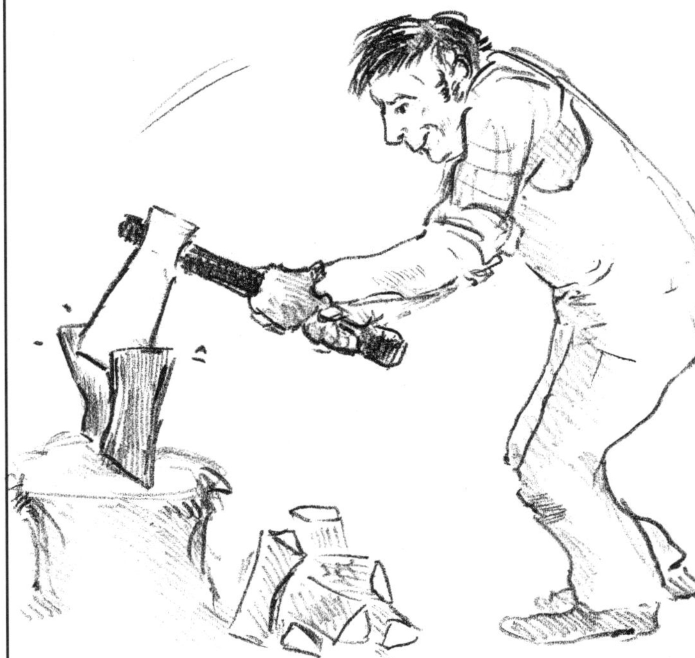

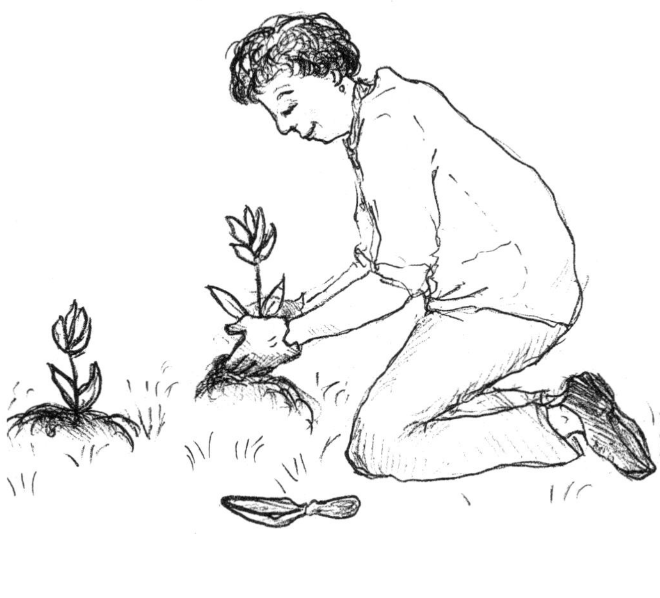

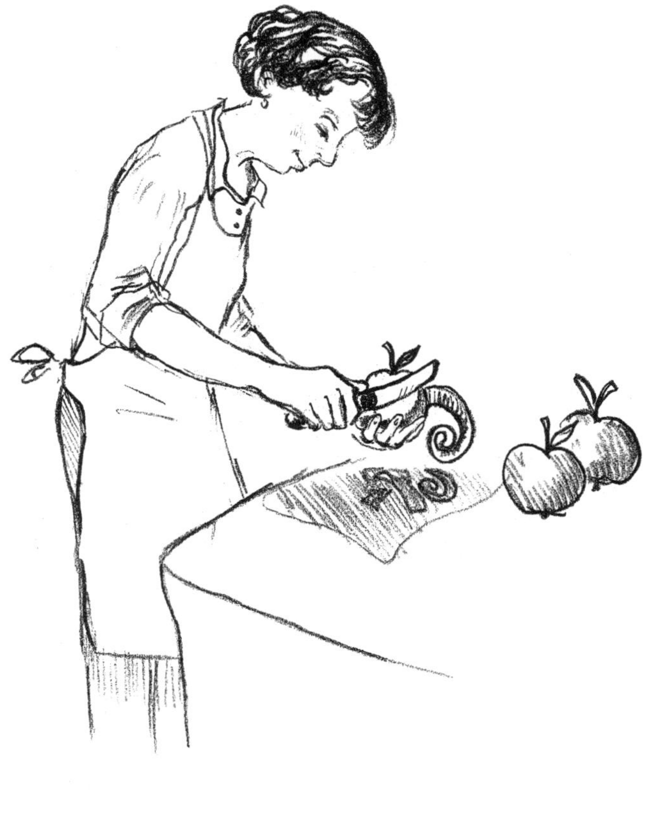

Block 2, Gruppe 8: spielt Baß, hackt Holz, pflanzt Blumen, schält Äpfel

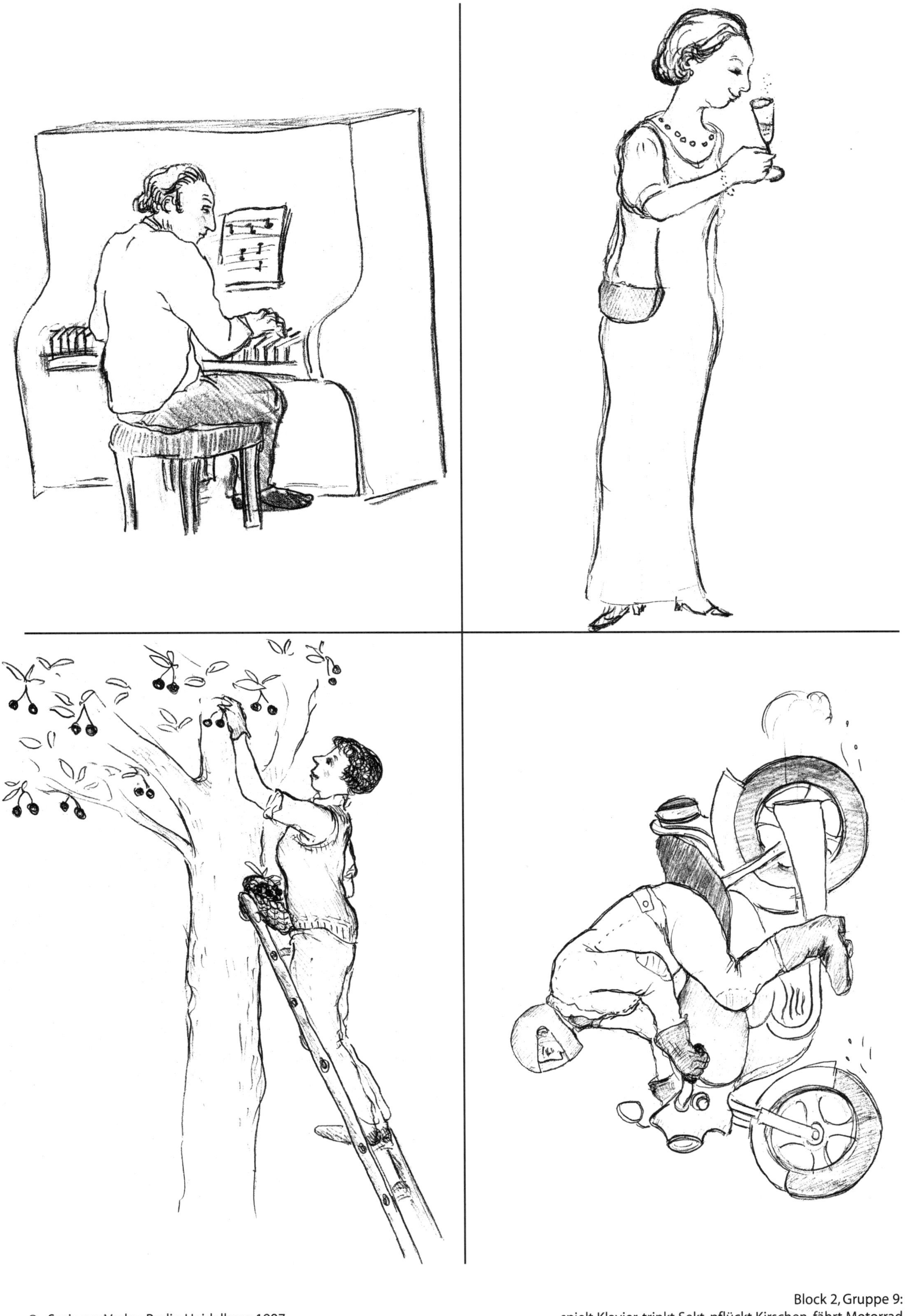

Block 2, Gruppe 9:
spielt Klavier, trinkt Sekt, pflückt Kirschen, fährt Motorrad

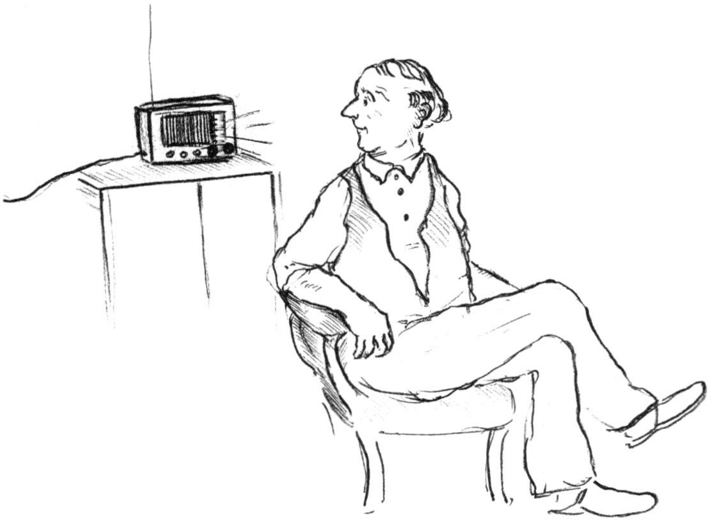

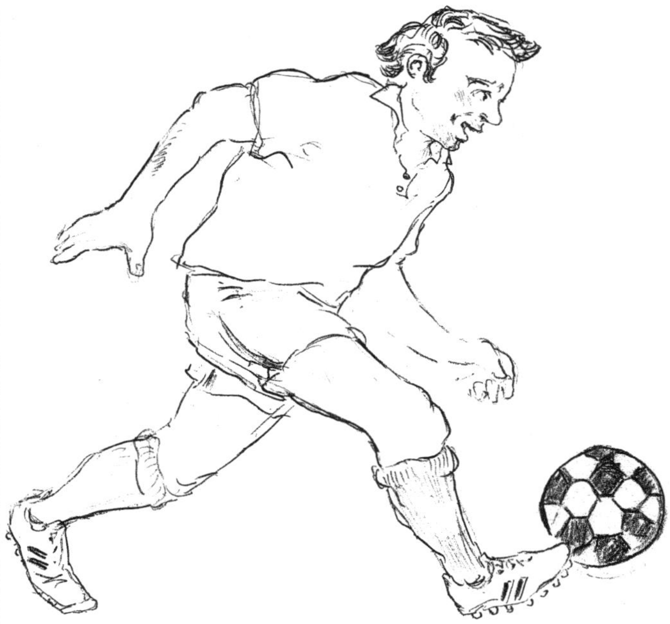

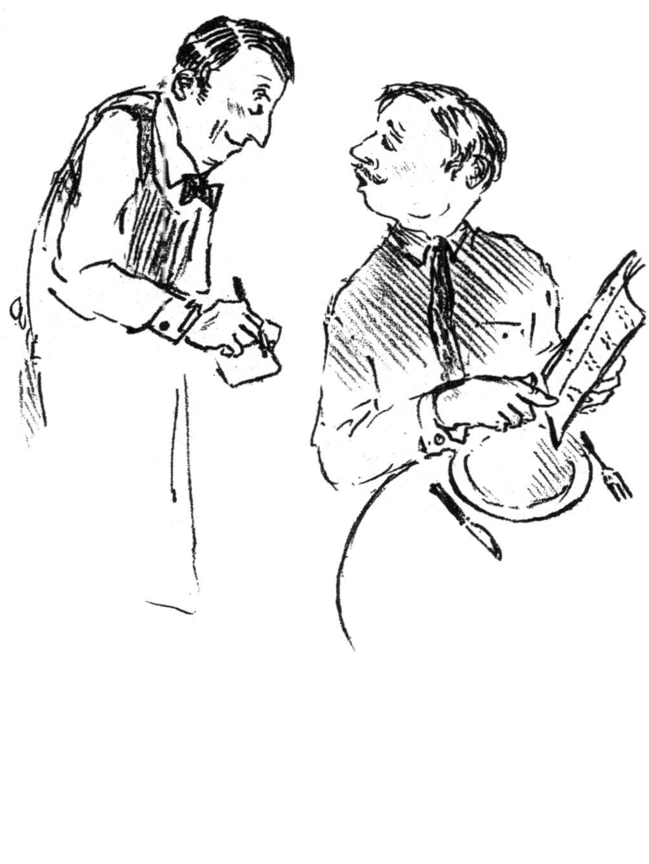

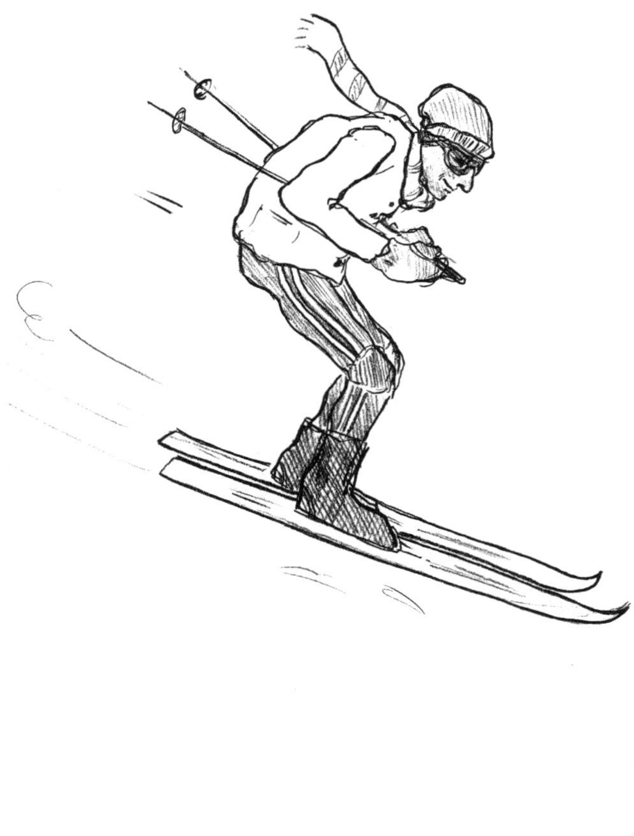

Block 2, Gruppe 10: hört Radio, spielt Fußball, bestellt Essen, läuft Schi

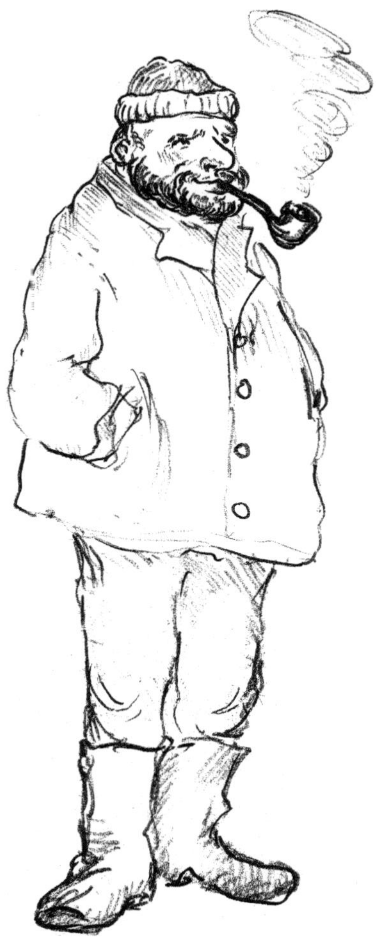

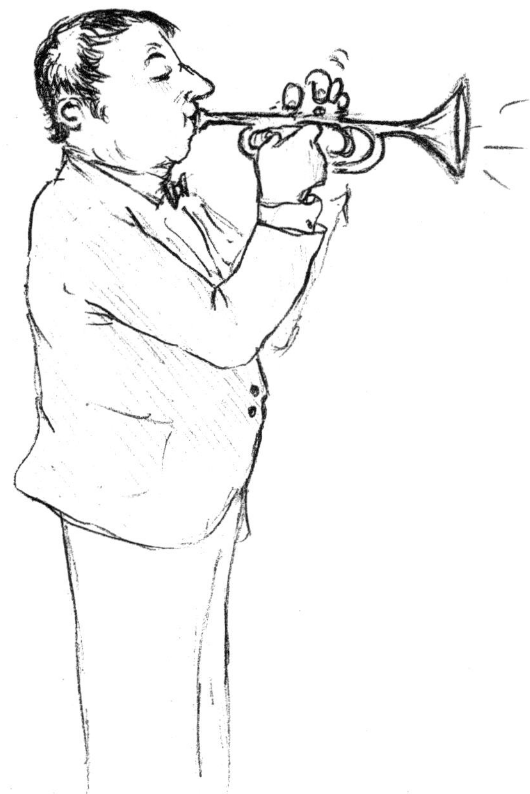

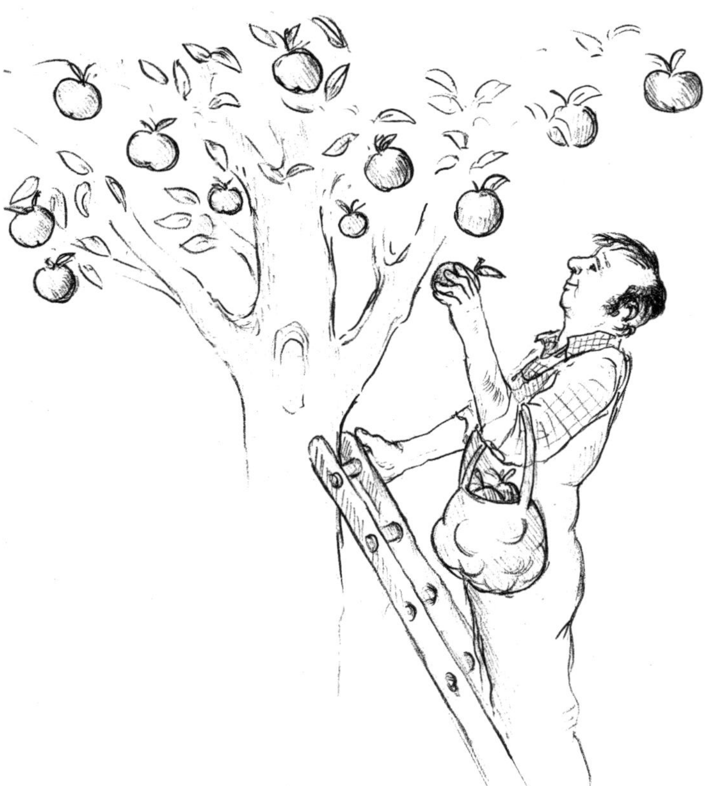

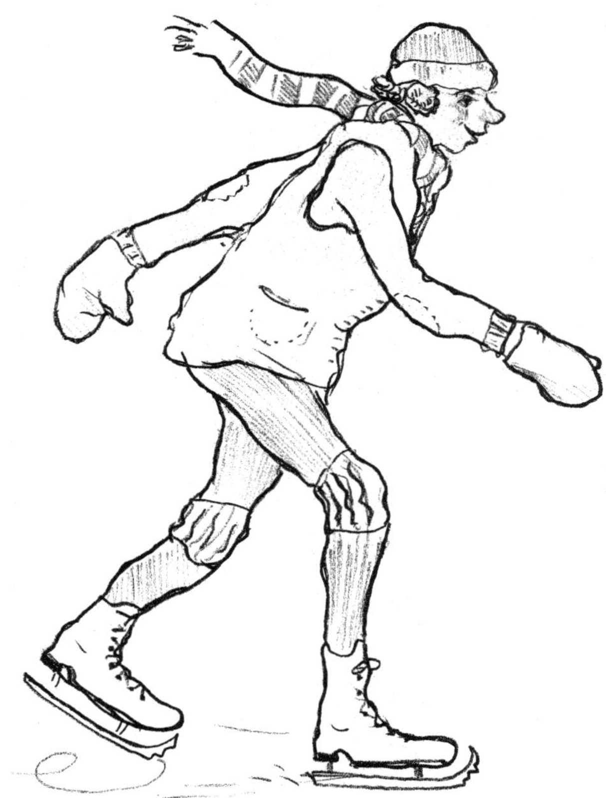

Block 2, Gruppe 11:
raucht Pfeife, spielt Trompete, pflückt Äpfel, läuft Schlittschuh

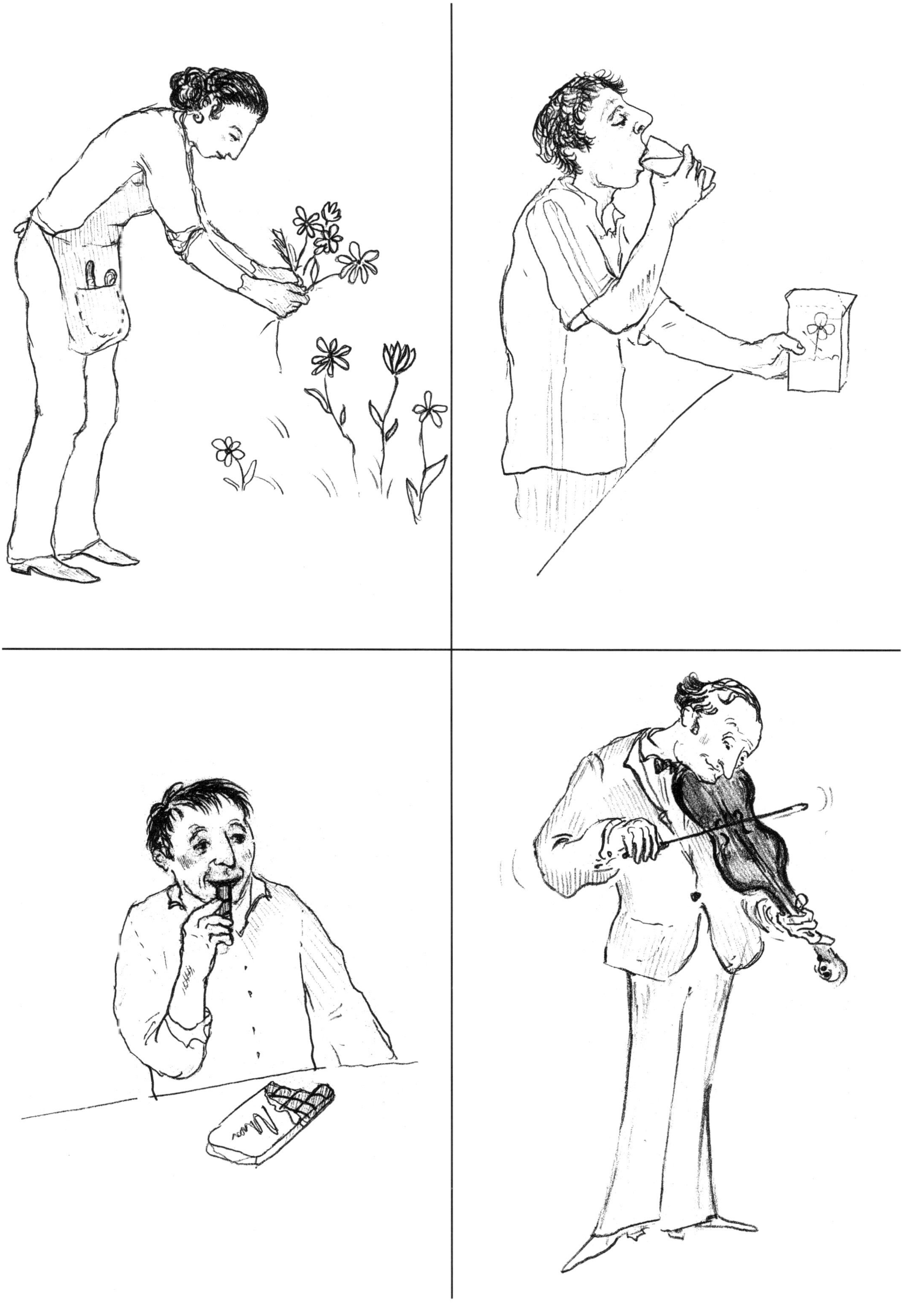

Block 2, Gruppe12:
pflückt Blumen, trinkt Milch, ißt Schokolade, spielt Geige

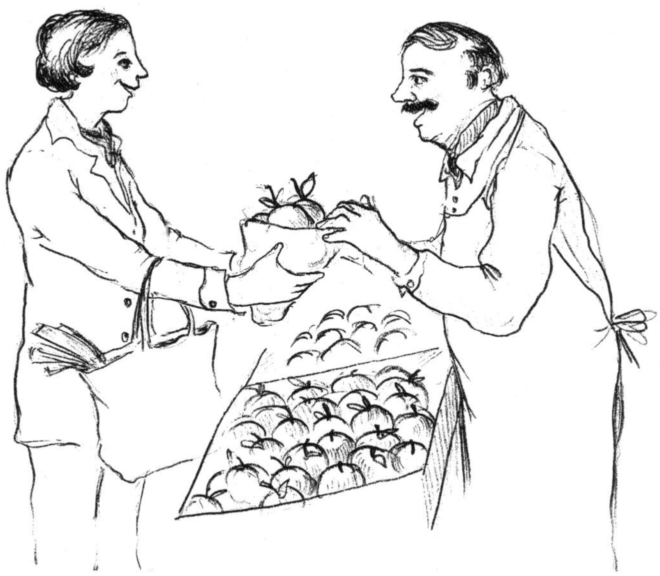

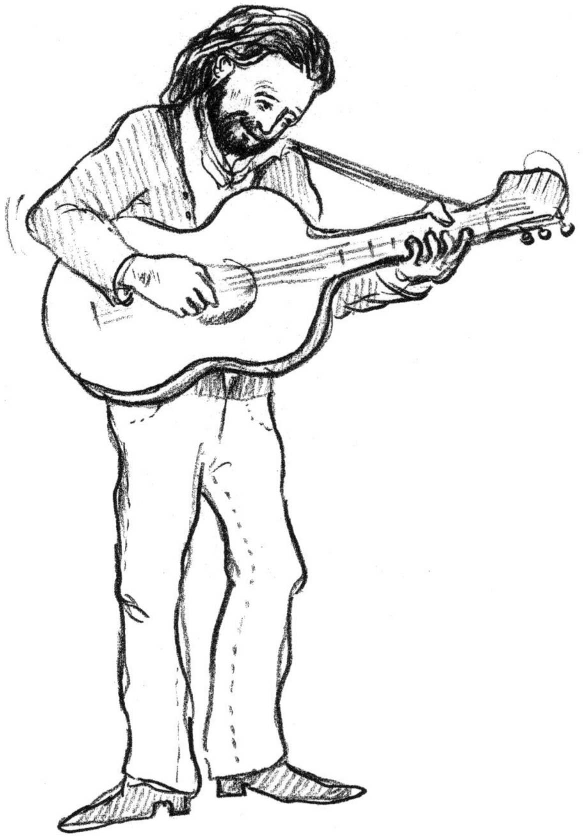

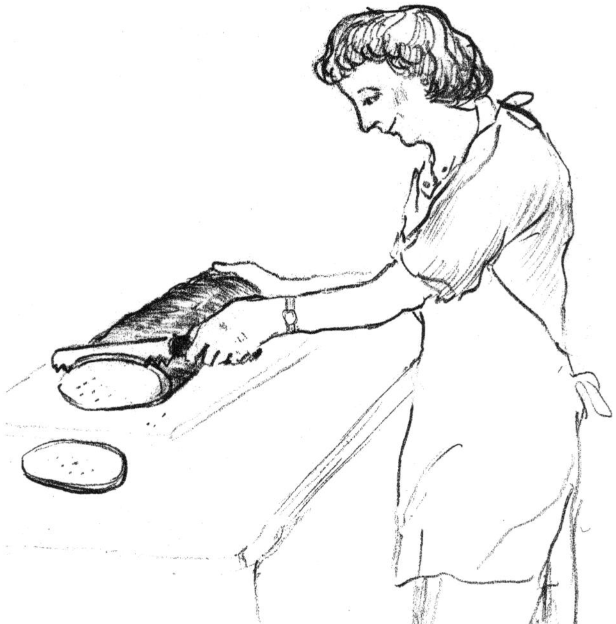

Block 2, Gruppe 13: kauft Äpfel, spielt Gitarre, brät Eier, schneidet Brot

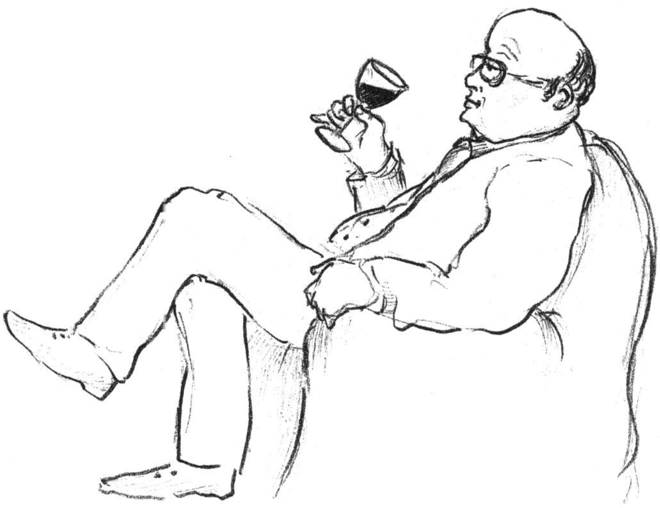

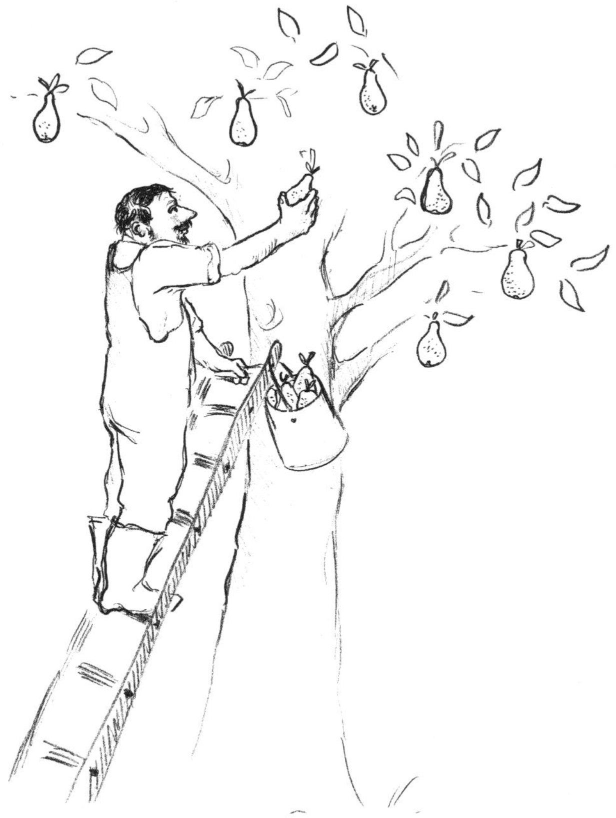

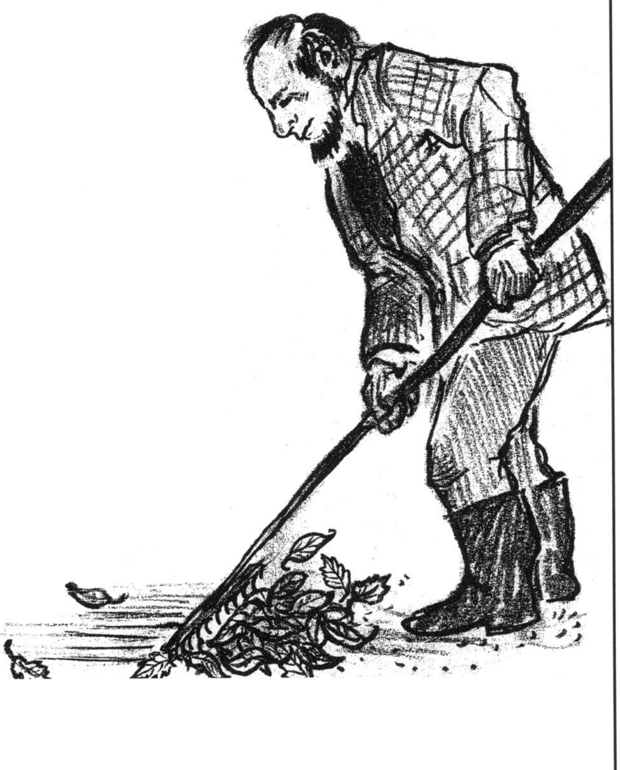

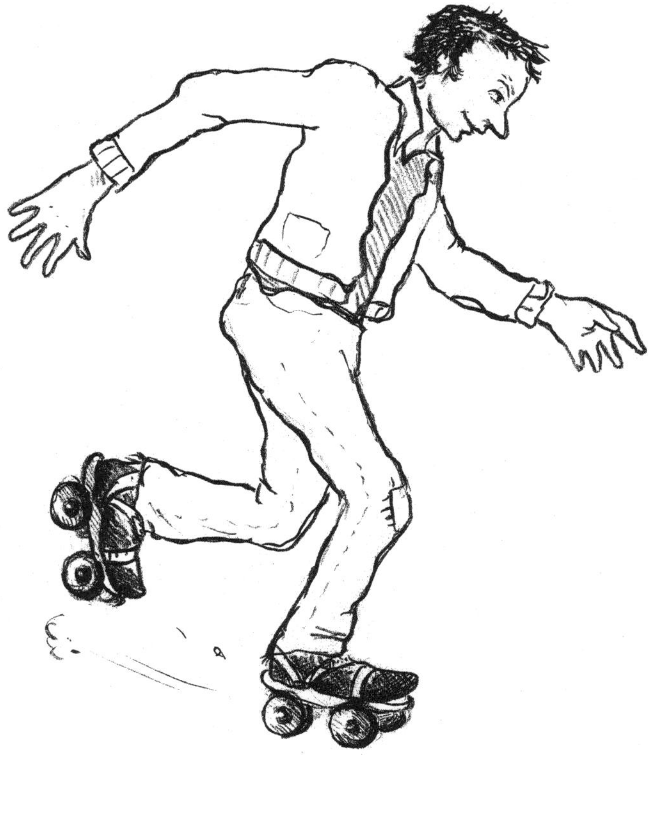

Block 2, Gruppe 14:
trinkt Wein, pflückt Birnen, harkt Laub, läuft Rollschuh

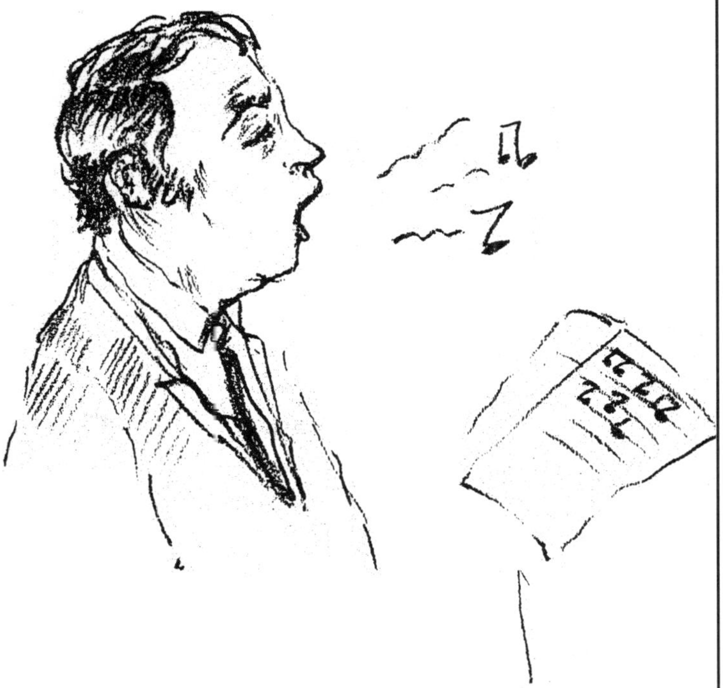

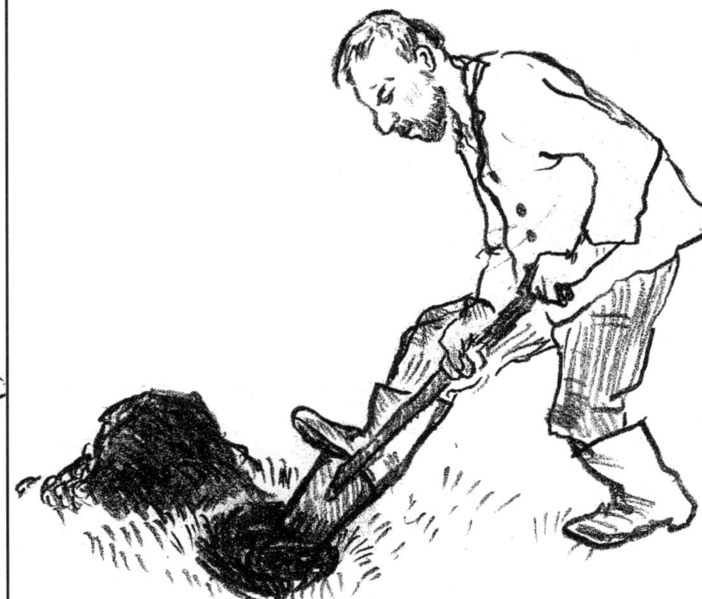

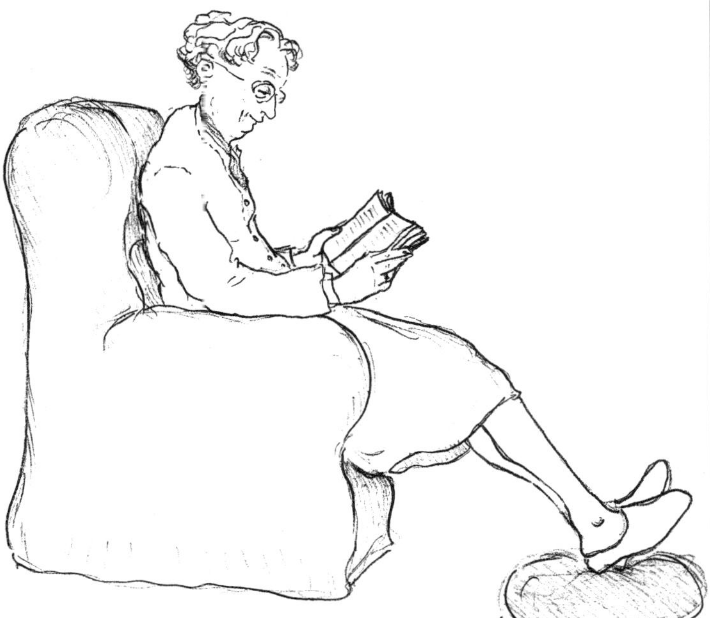

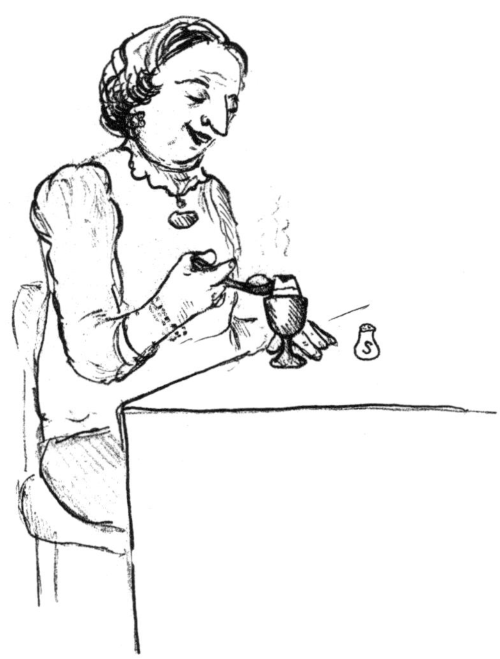

Block 3, Gruppe 1: singt ein Lied, gräbt ein Loch, liest ein Buch, ißt ein Ei

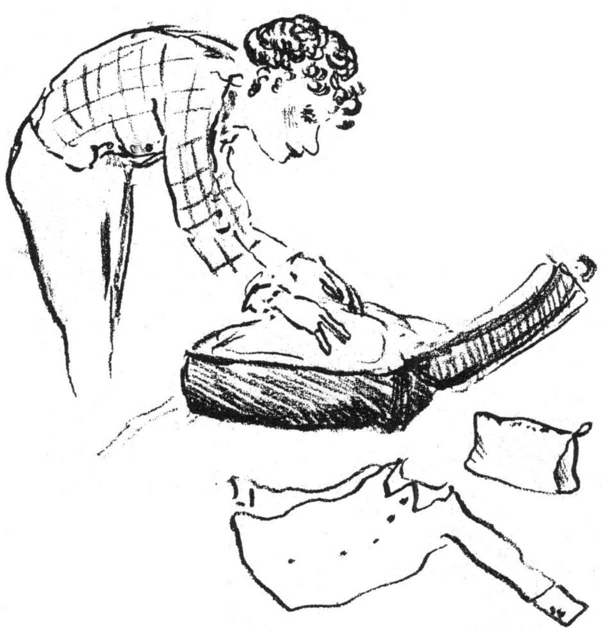

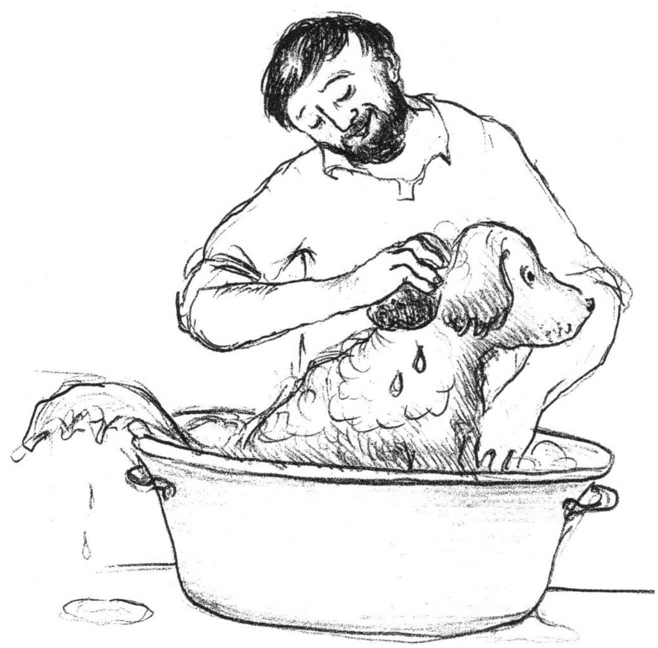

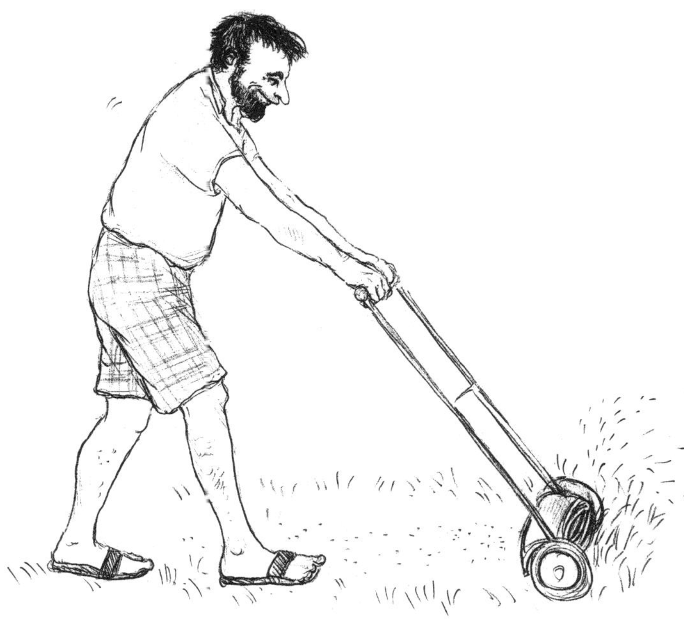

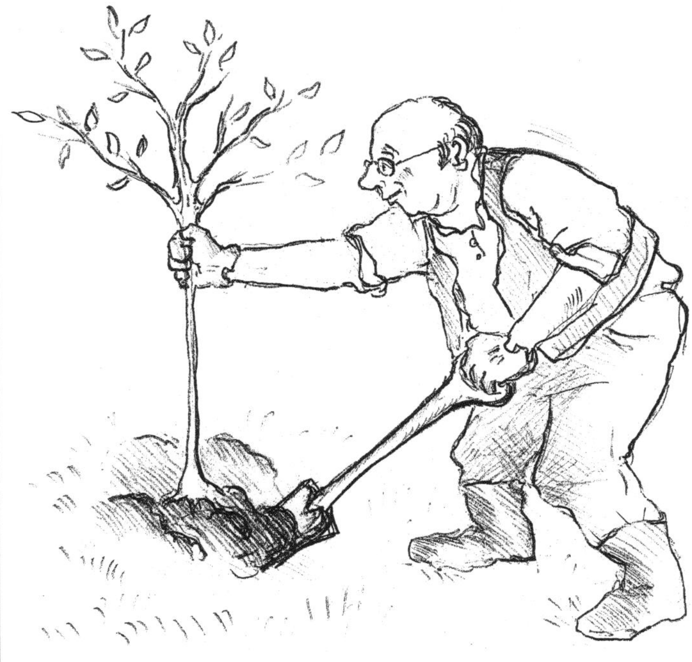

Block 3, Gruppe 2:
packt den Koffer, badet den Hund, mäht den Rasen, pflanzt den Baum

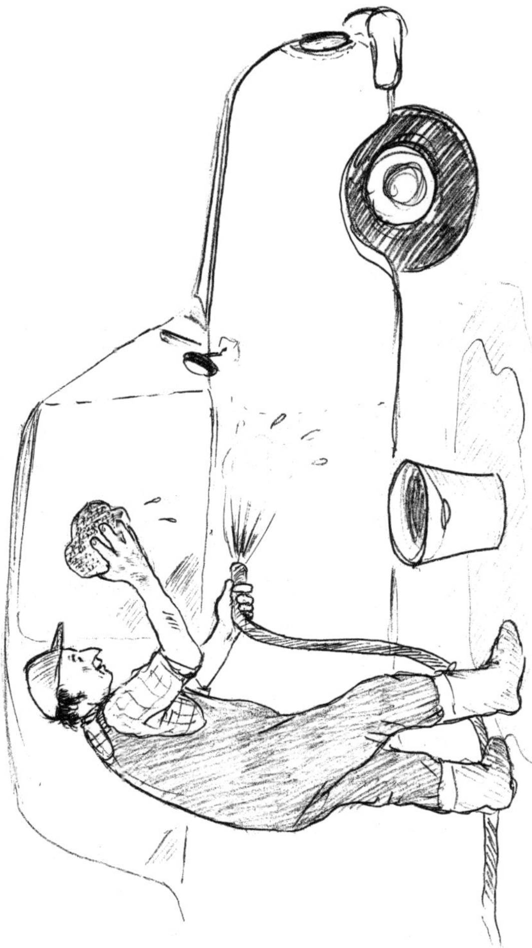

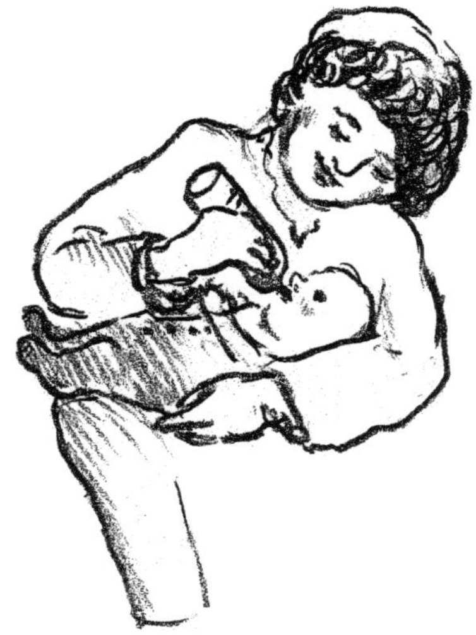

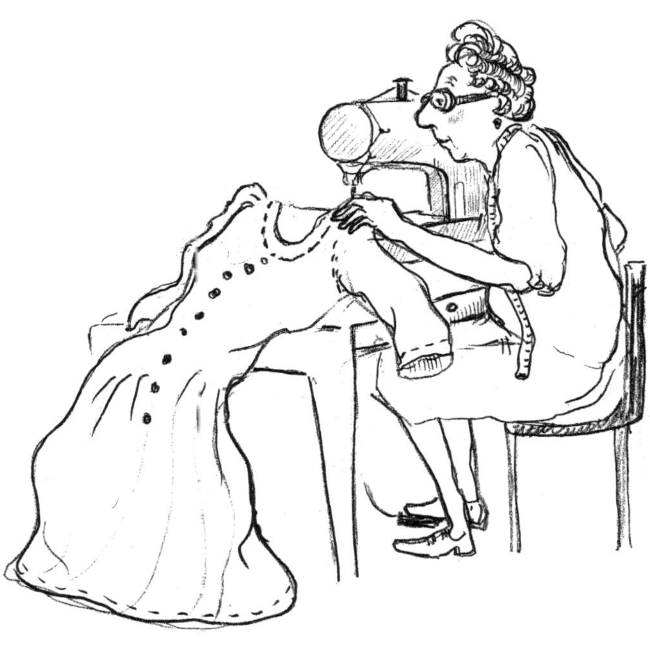

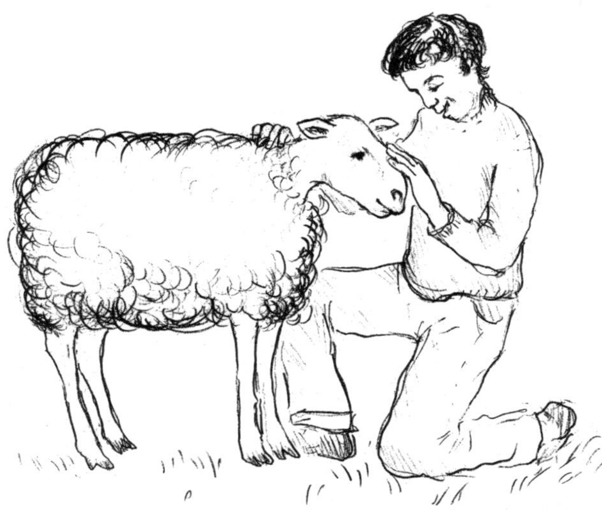

Block 3, Gruppe 3:
wäscht das Auto, füttert das Baby, näht das Kleid, streichelt das Schaf

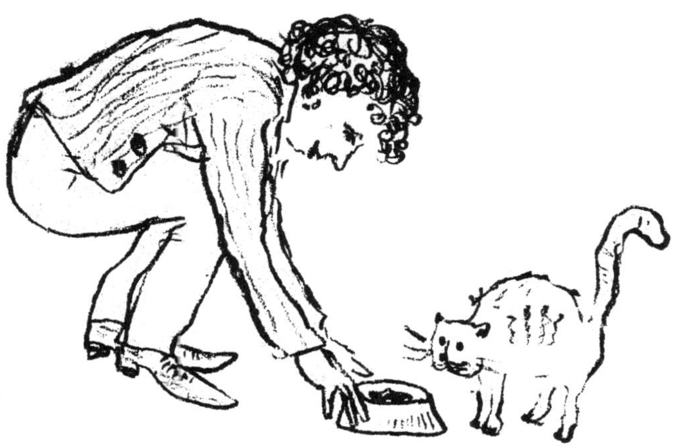

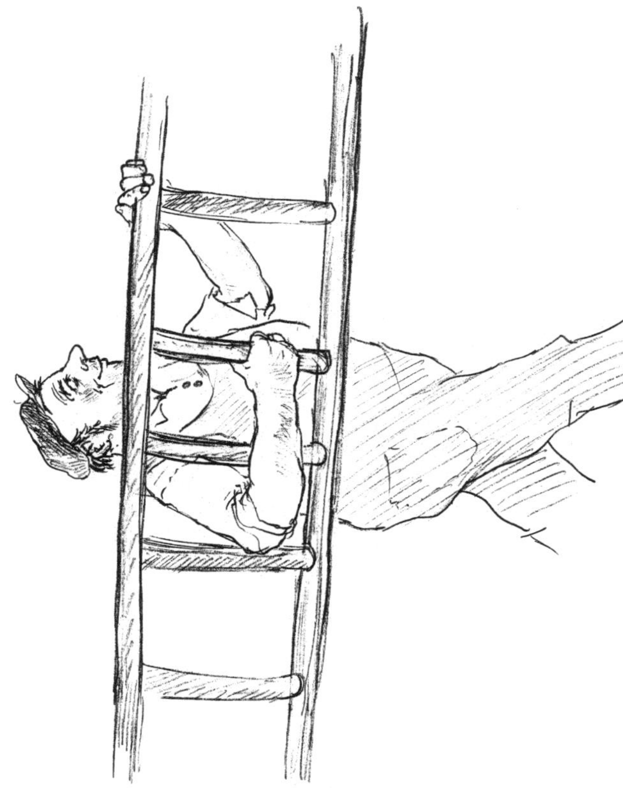

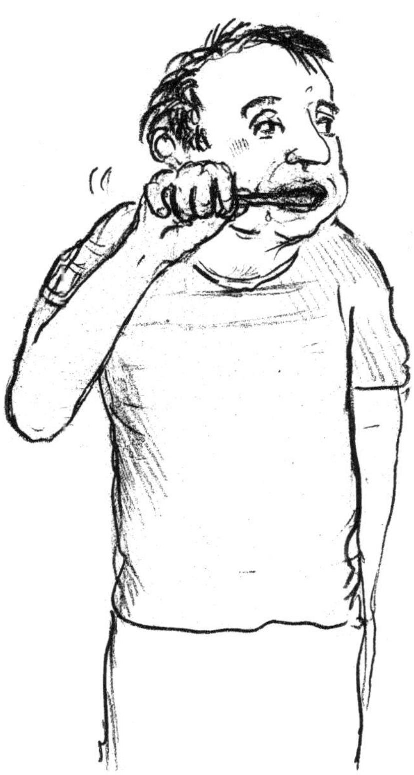

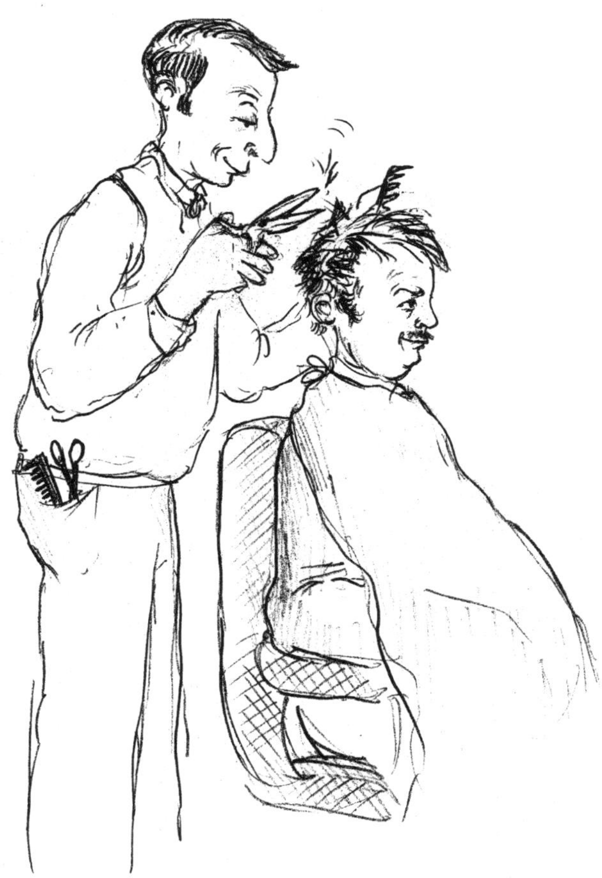

Block 3, Gruppe 4:
füttert die Katze, trägt die Leiter, putzt die Zähne, schneidet die Haare

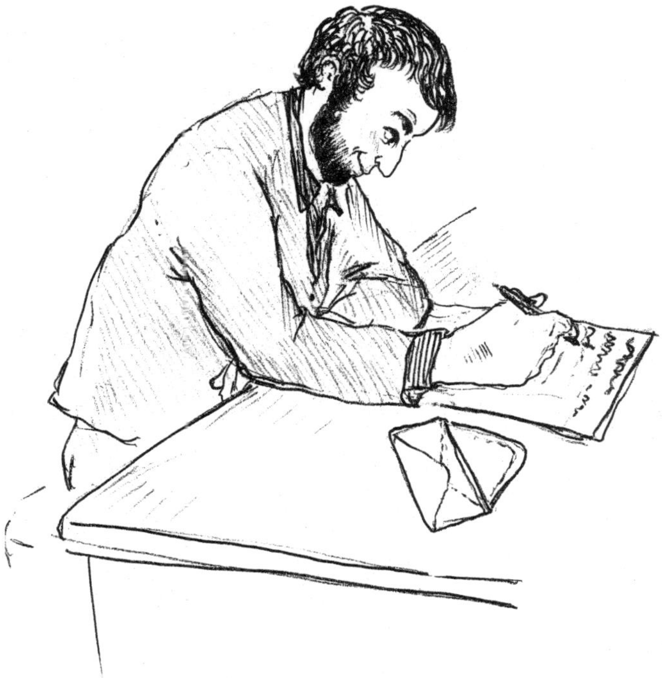

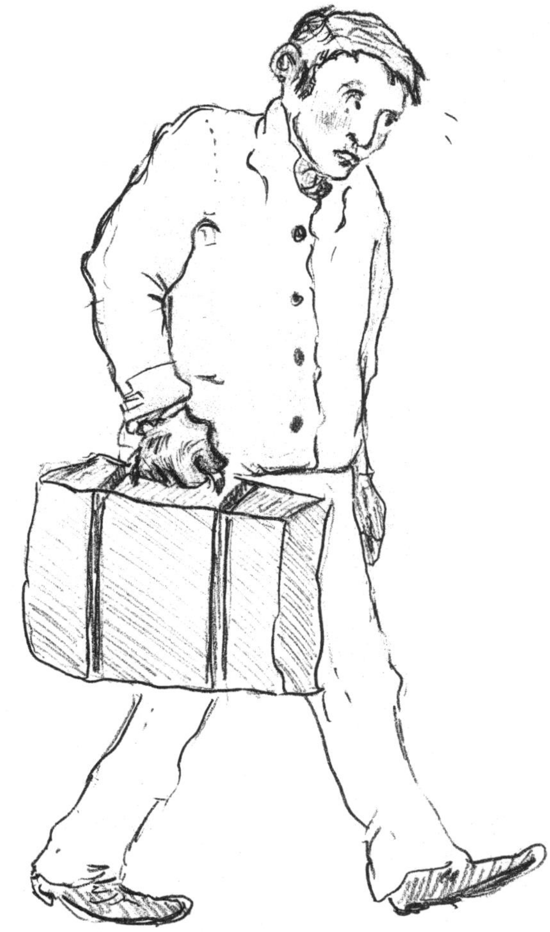

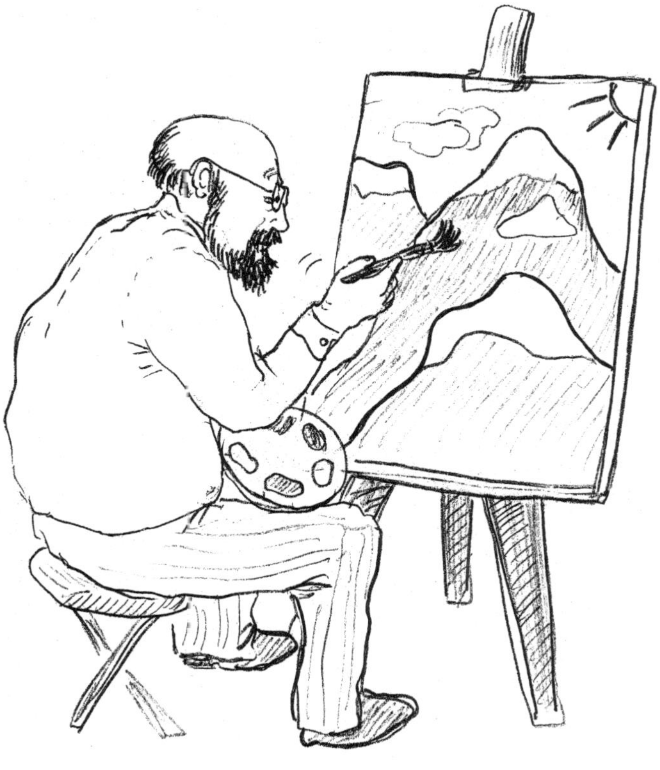

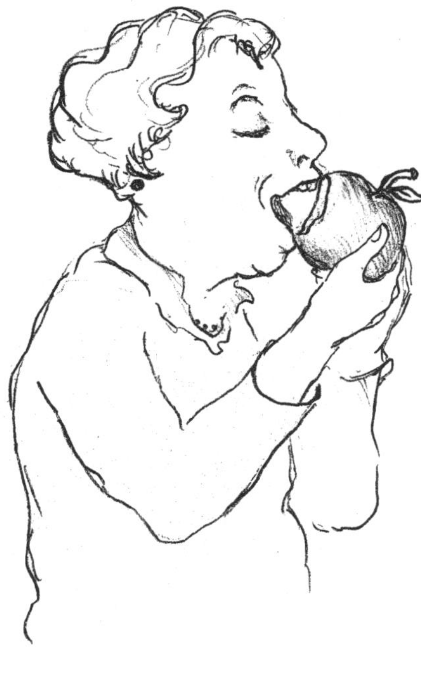

Block 3, Gruppe 5:
schreibt einen Brief, trägt einen Koffer, malt einen Berg, ißt einen Apfel

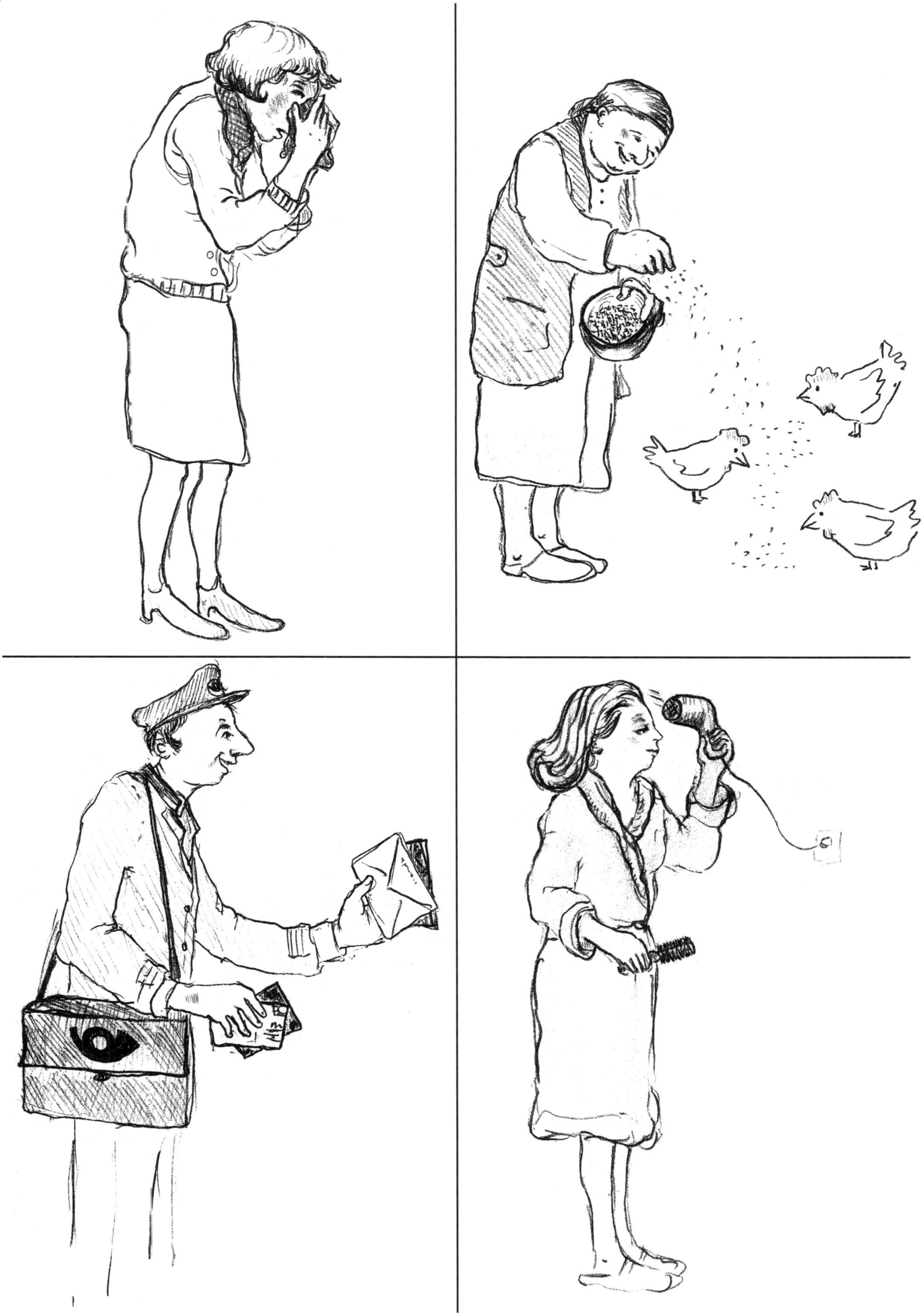

Block 3, Gruppe 6:
putzt die Nase, füttert die Hühner, bringt die Post, fönt die Haare

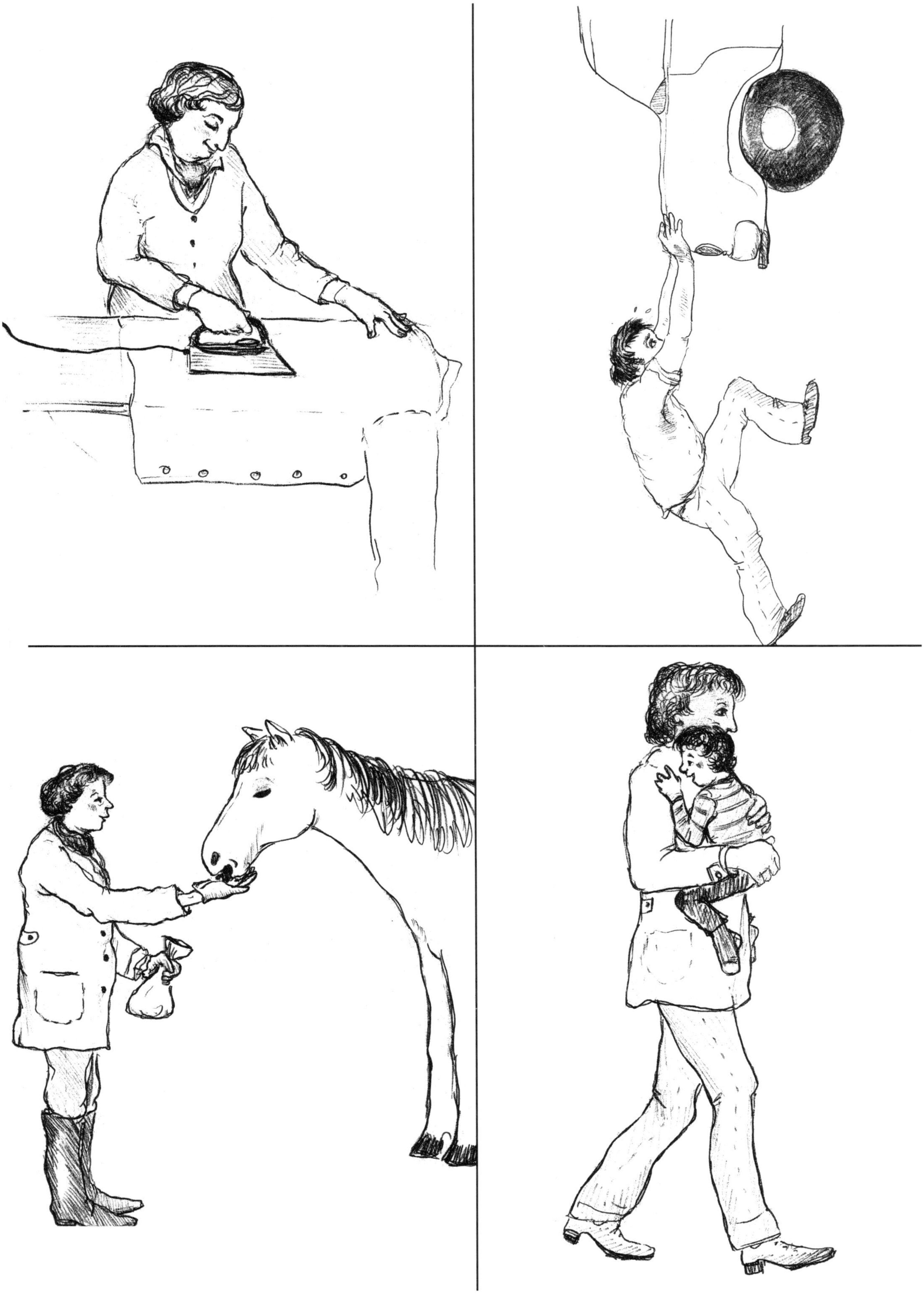

Block 3, Gruppe 7:
bügelt das Hemd, schiebt das Auto, füttert das Pferd, trägt das Kind

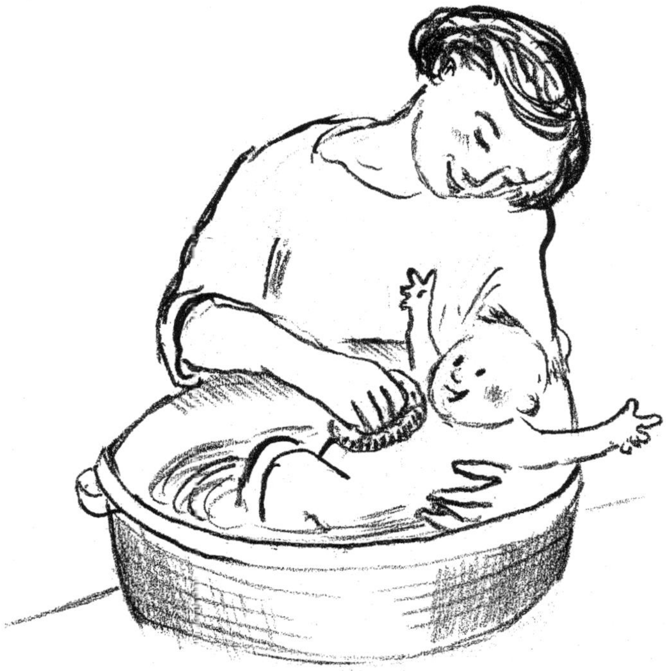

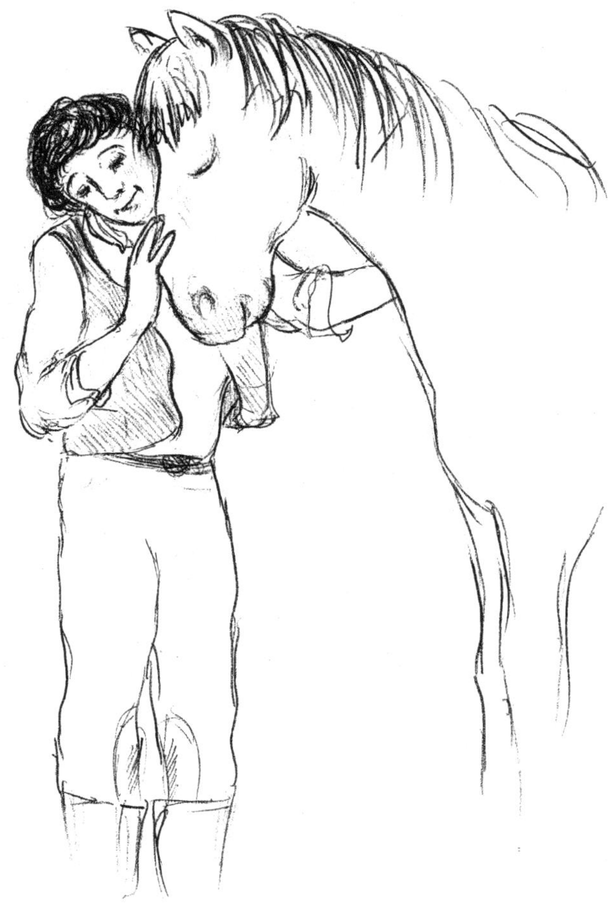

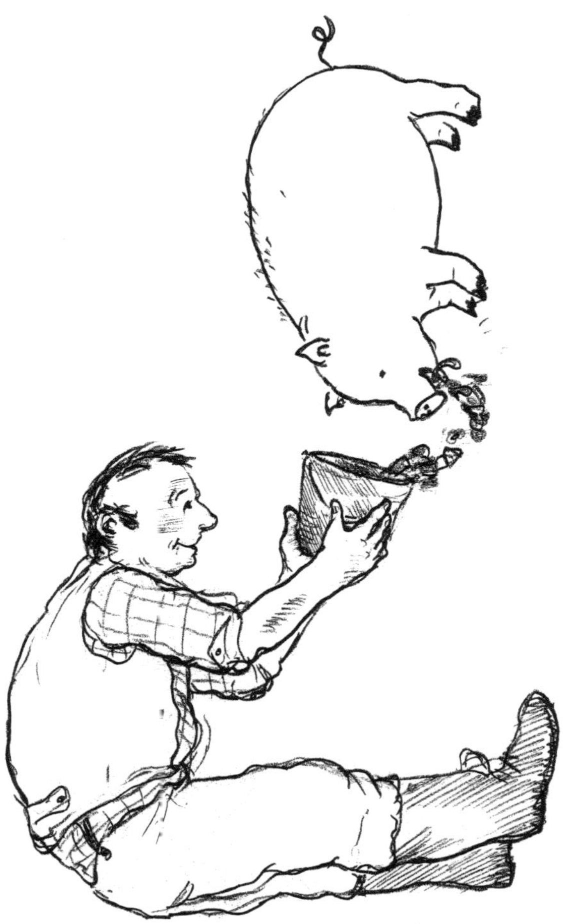

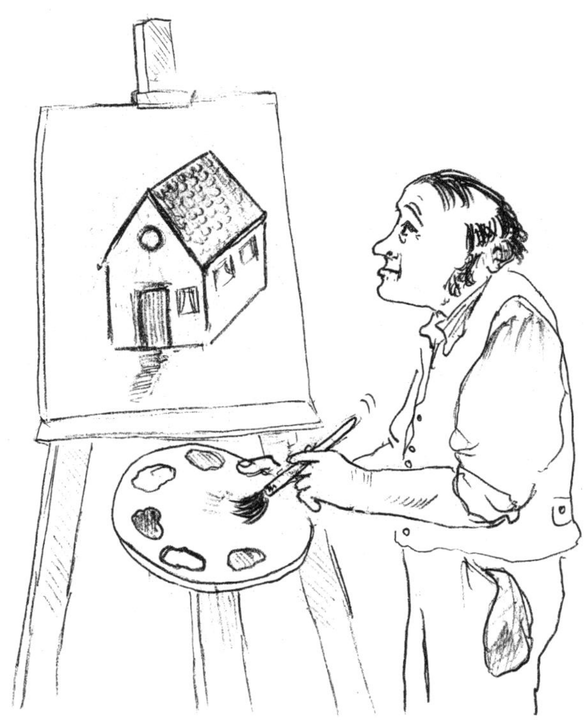

Block 3, Gruppe 8:
badet das Baby, streichelt das Pferd, füttert das Schwein, malt das Haus

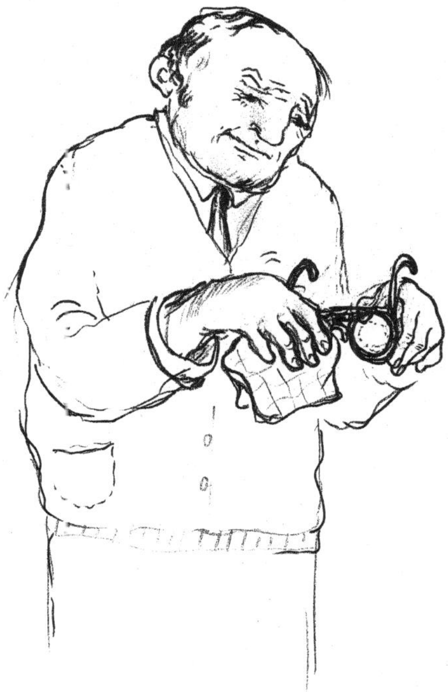

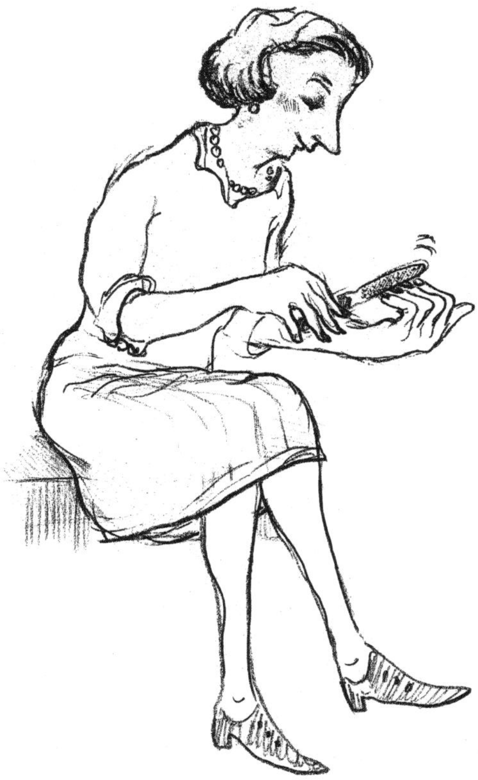

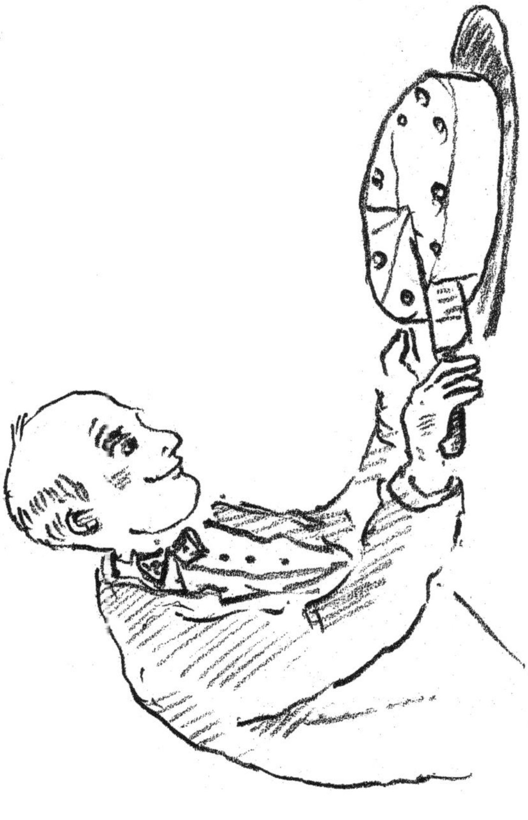

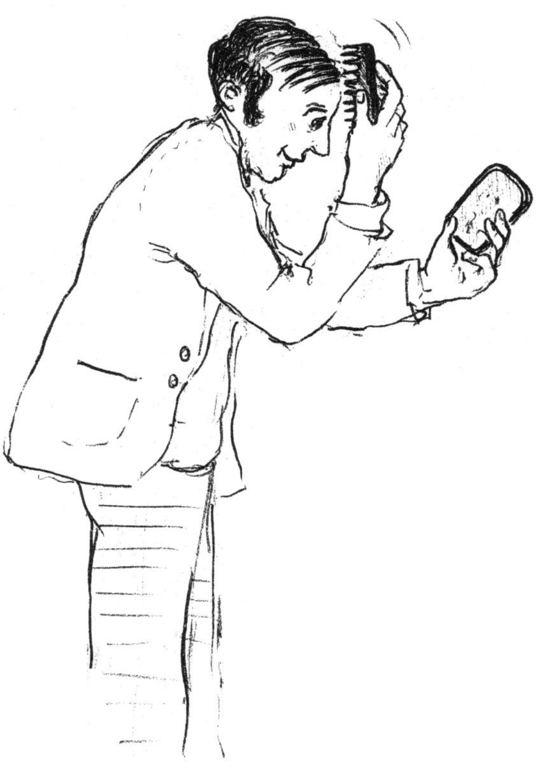

Block 3, Gruppe 9:
putzt die Brille, feilt die Nägel, schneidet die Torte, kämmt die Haare

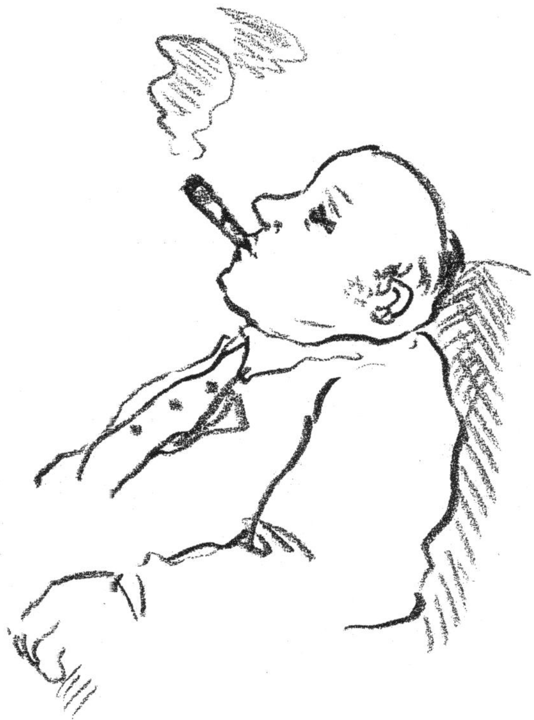

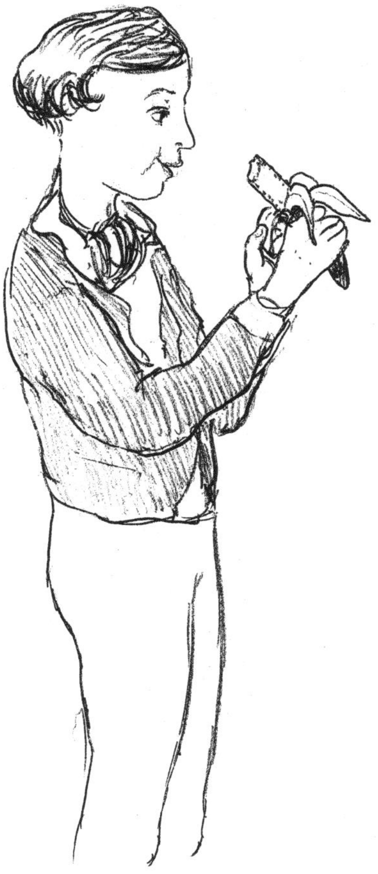

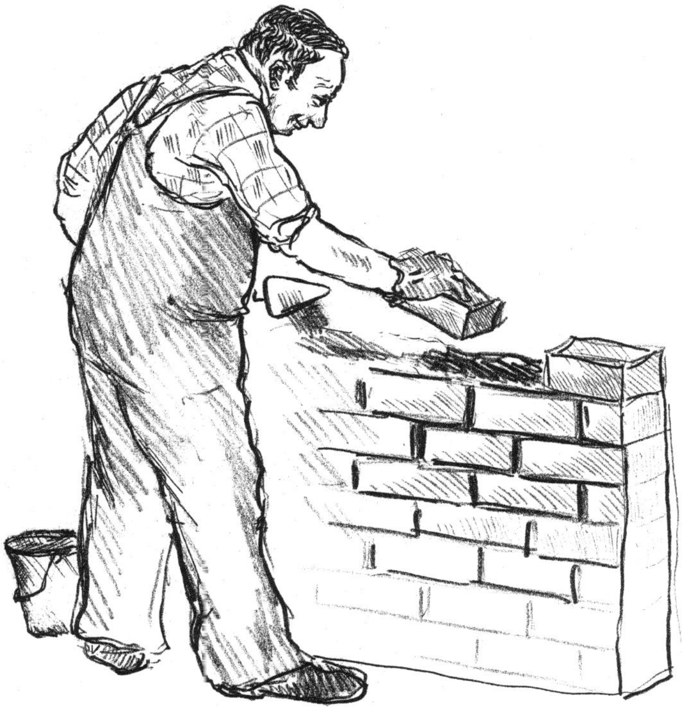

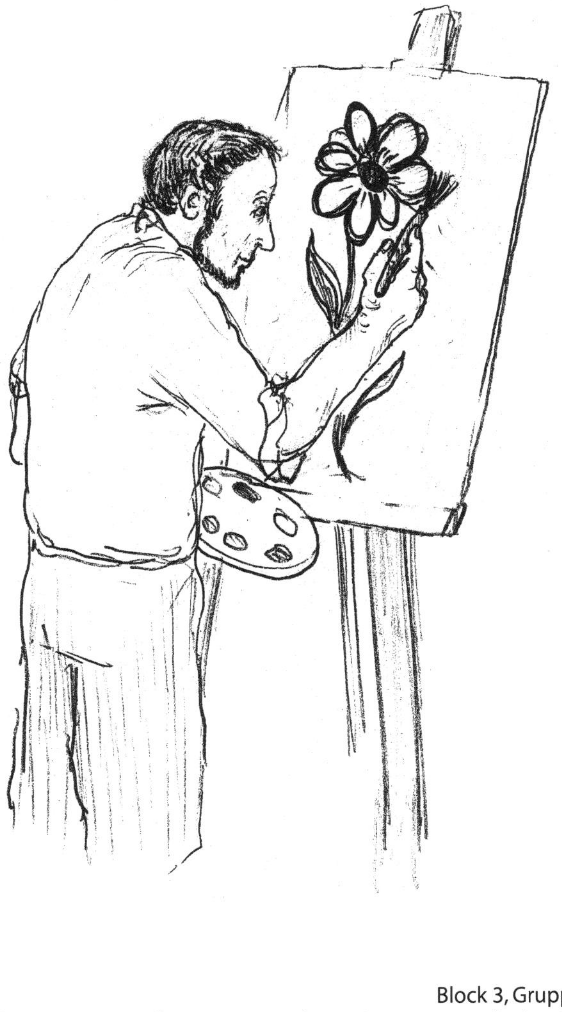

Block 3, Gruppe 10:
raucht eine Zigarre, ißt eine Banane, baut eine Mauer, malt eine Blume

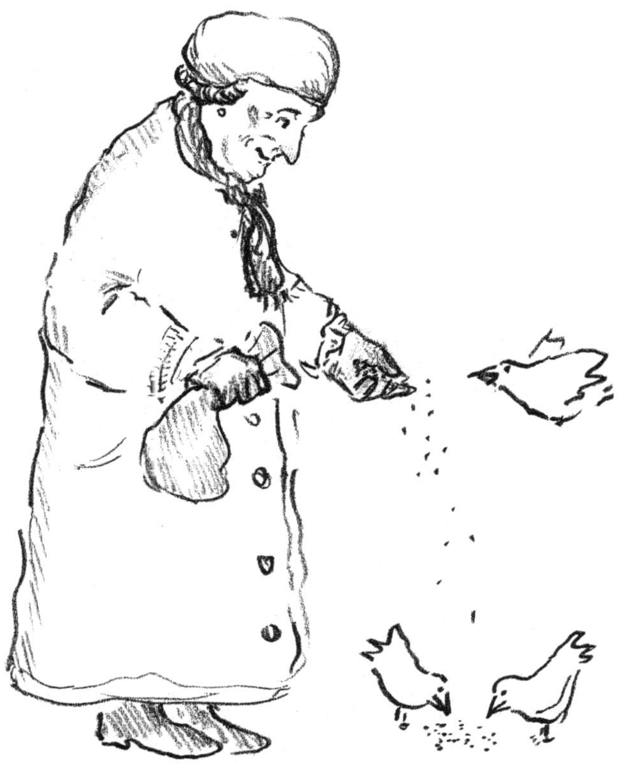

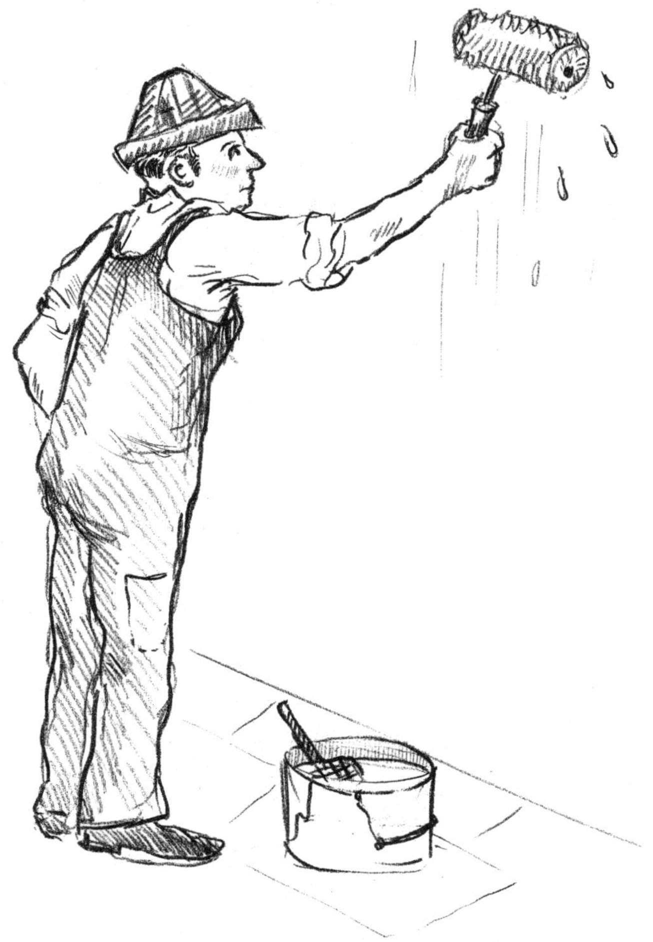

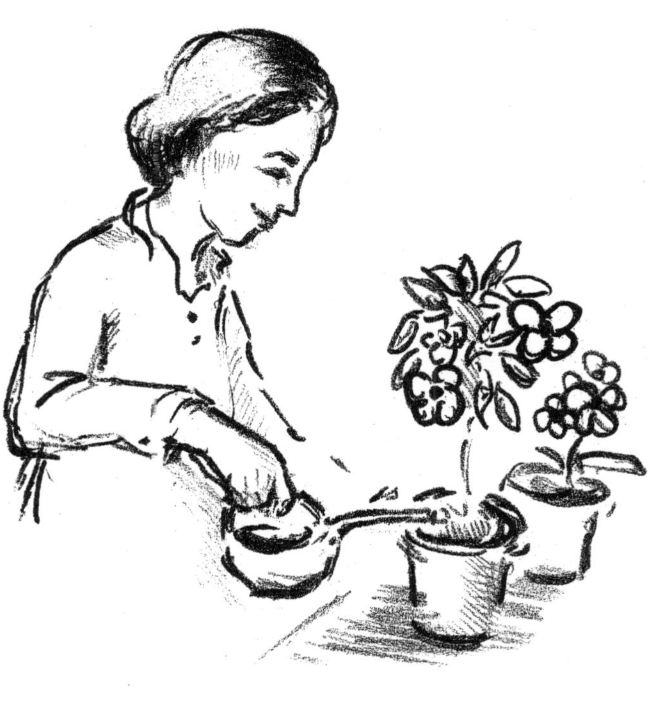

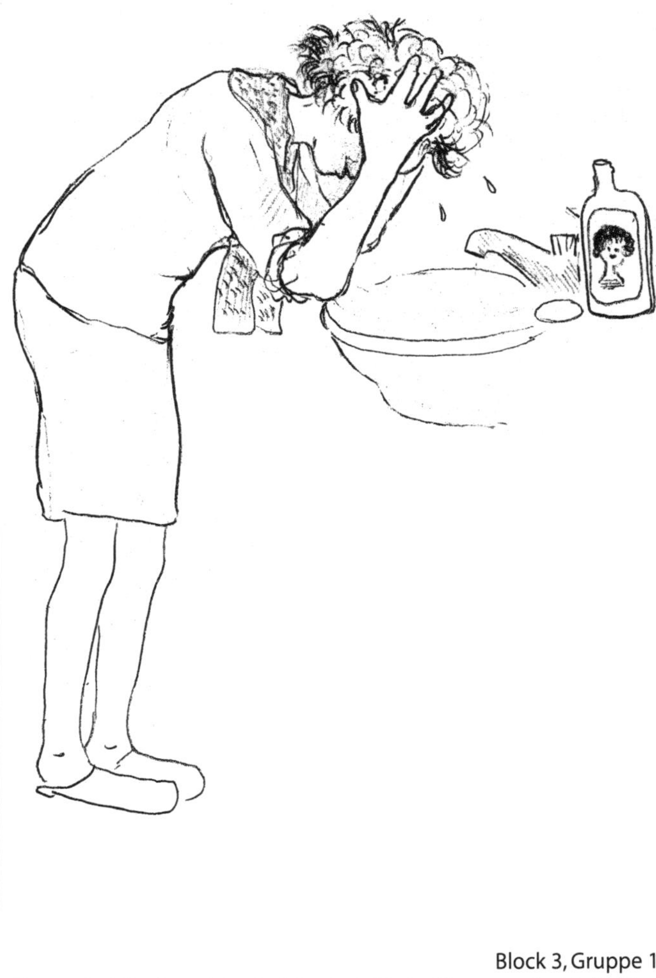

Block 3, Gruppe 11:
füttert die Vögel, streicht die Wand, gießt die Blumen, wäscht die Haare

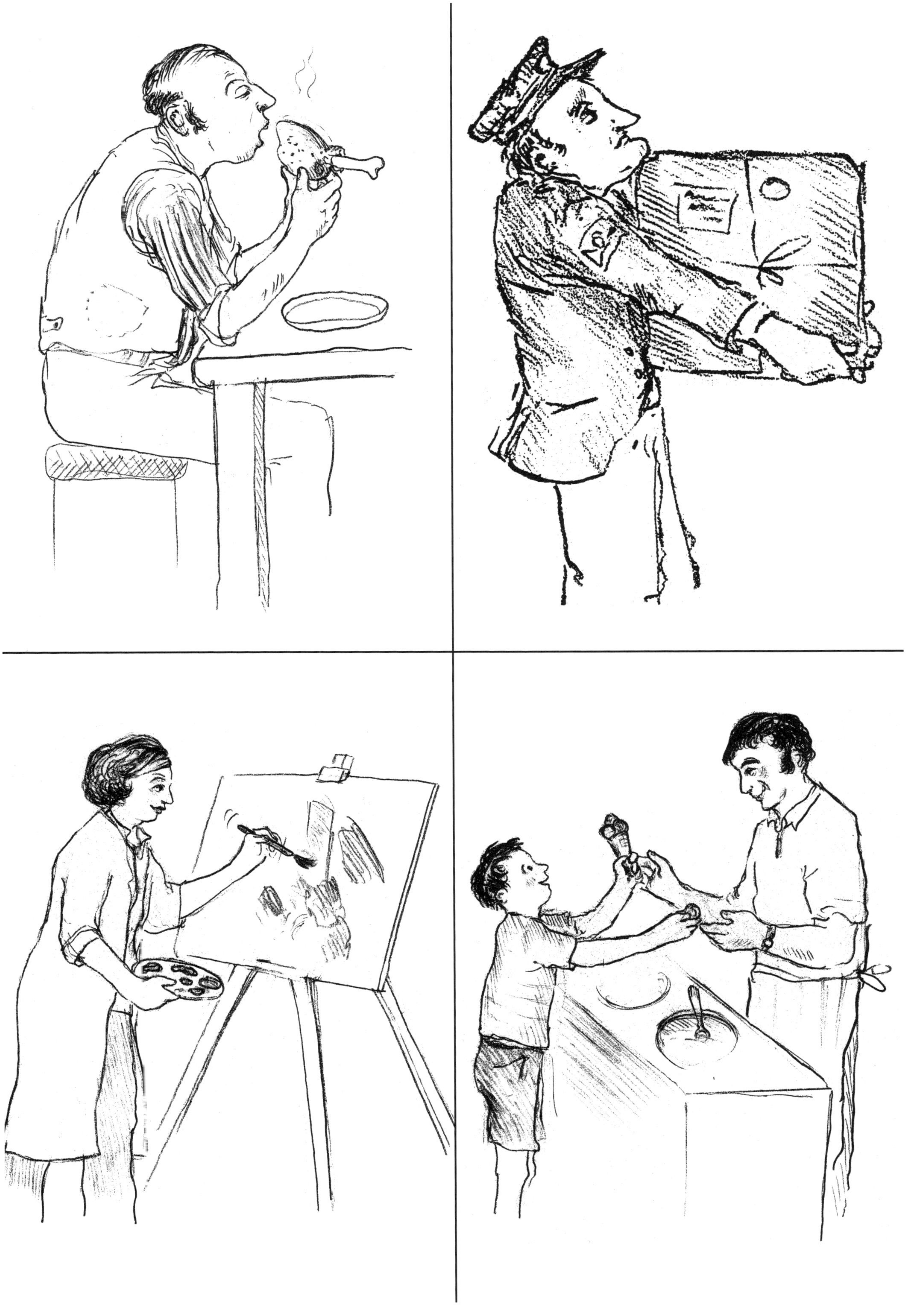

Block 3, Gruppe 12:
ißt ein Hähnchen, bringt ein Paket, malt ein Bild, kauft ein Eis

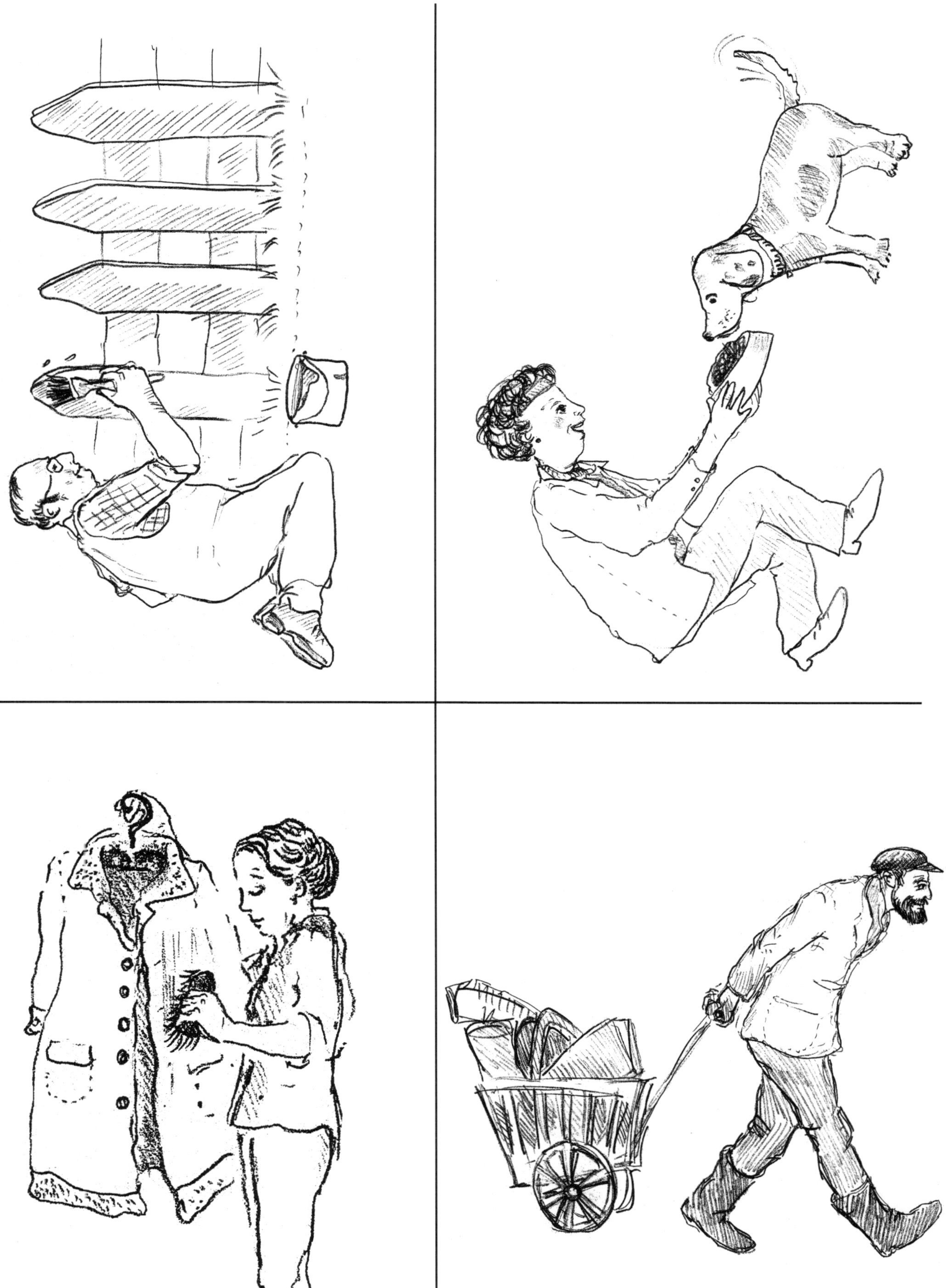

Block 3, Gruppe 13:
streicht den Zaun, füttert den Hund, bürstet den Mantel, zieht den Wagen

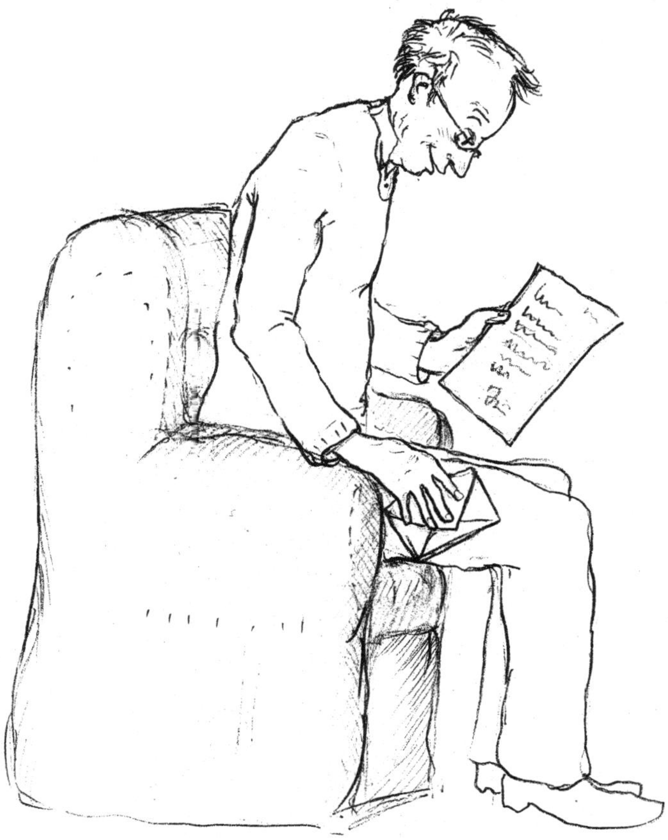

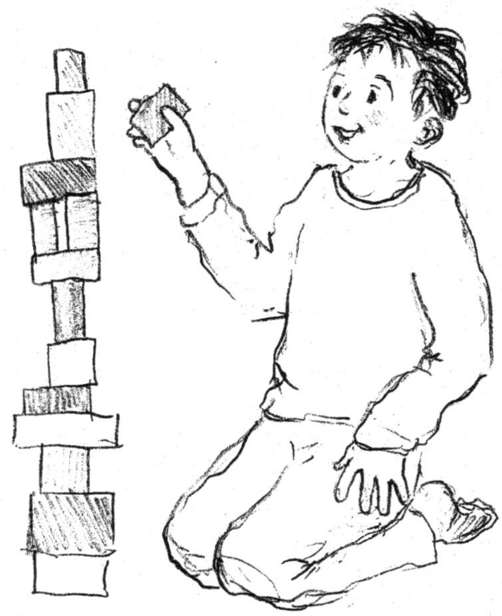

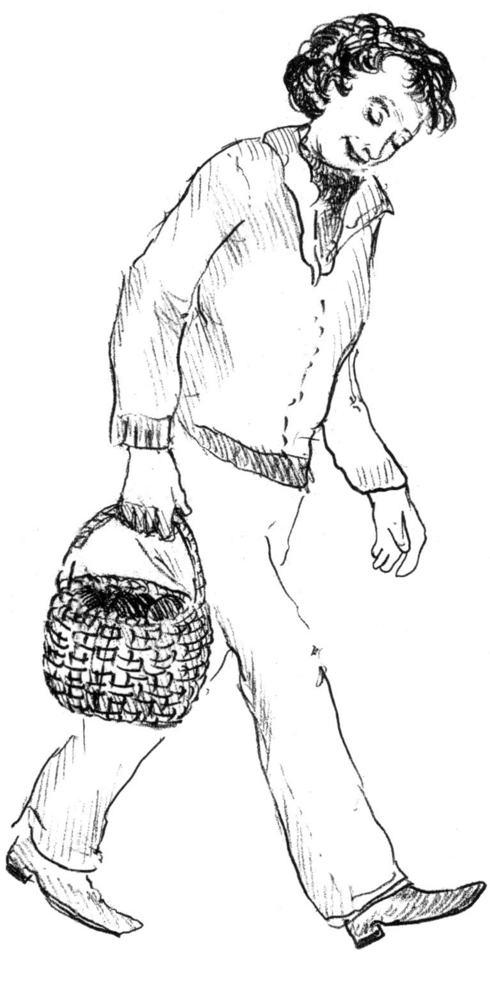

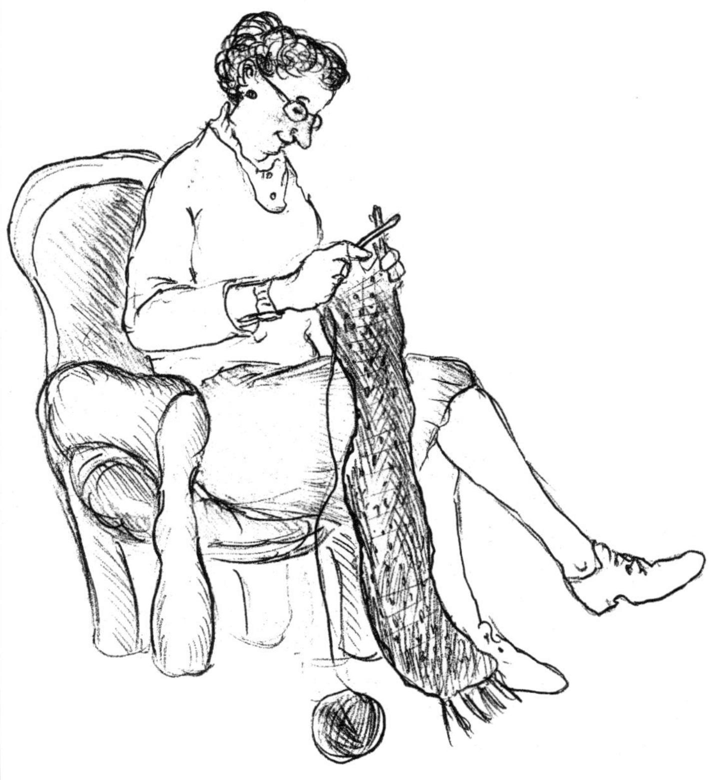

Block 3, Gruppe 14:
liest einen Brief, baut einen Turm, trägt einen Korb, strickt einen Schal

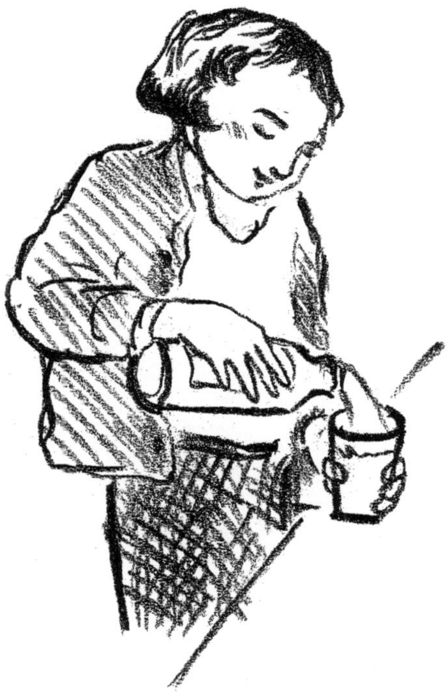

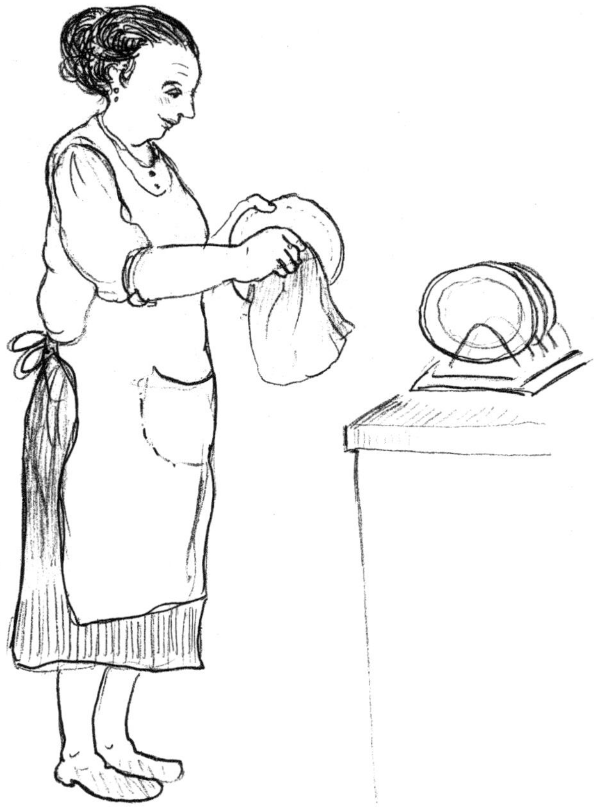

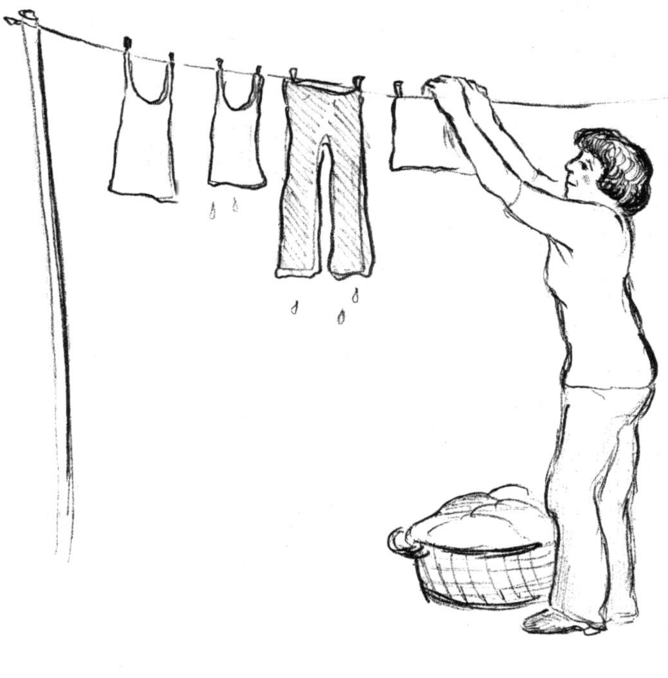

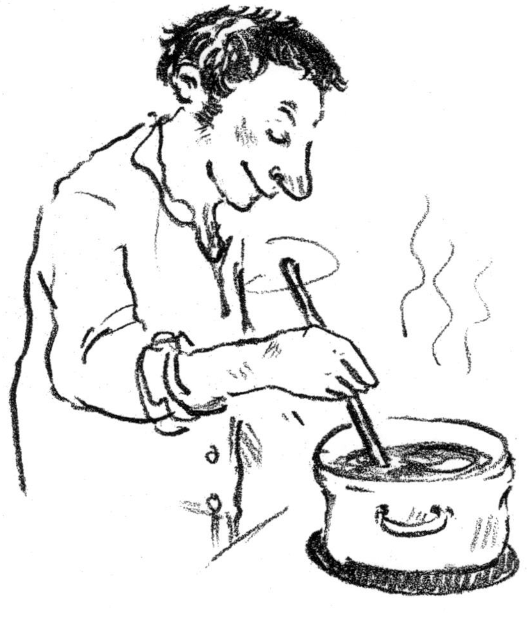

Block 4, Gruppe 1: gießt die Milch ein, trocknet die Teller ab, hängt die Wäsche auf, rührt die Suppe um

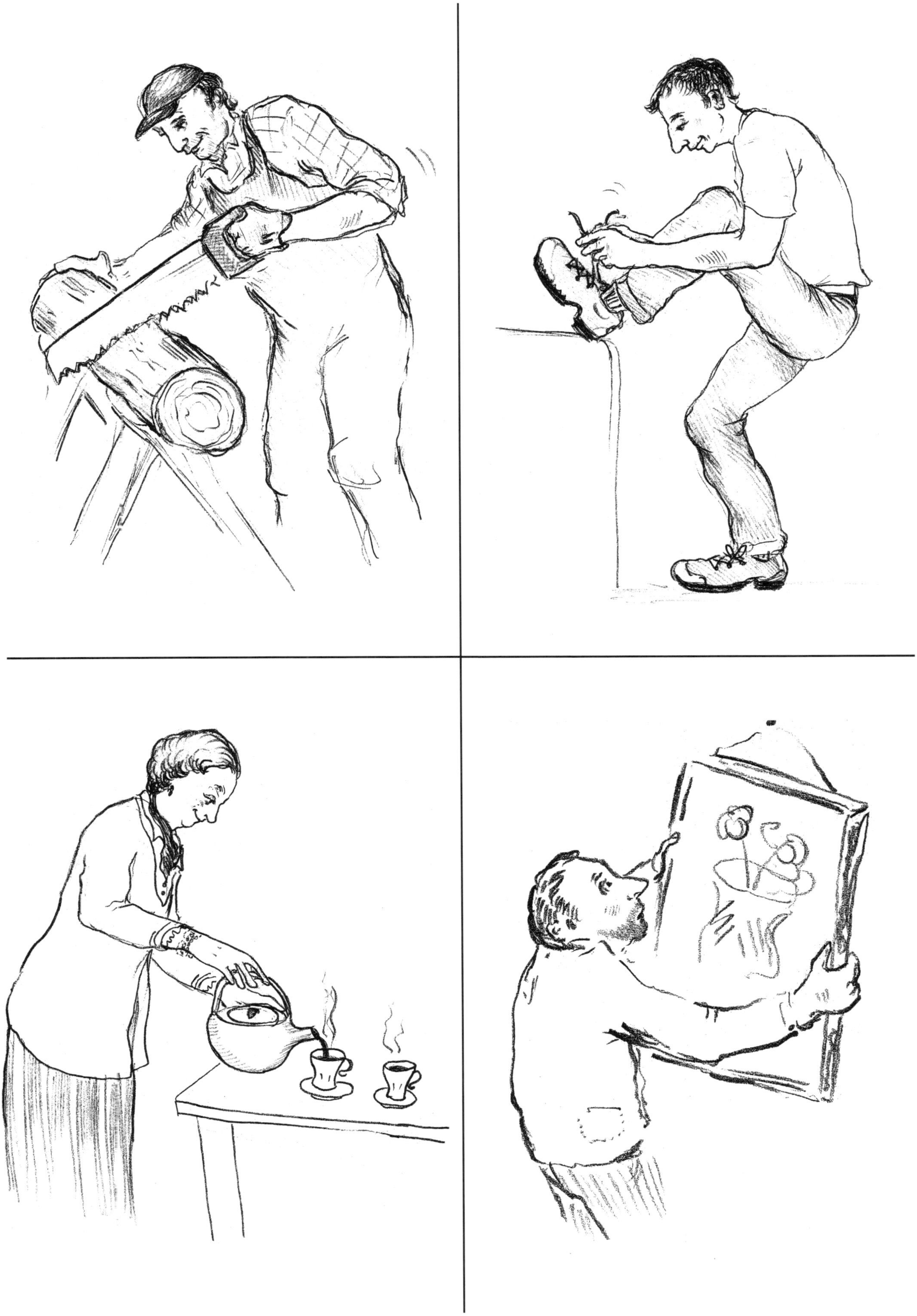

Block 4, Gruppe 2: sägt den Baum durch,
macht den Schuh zu, gießt den Tee ein, hängt das Bild auf

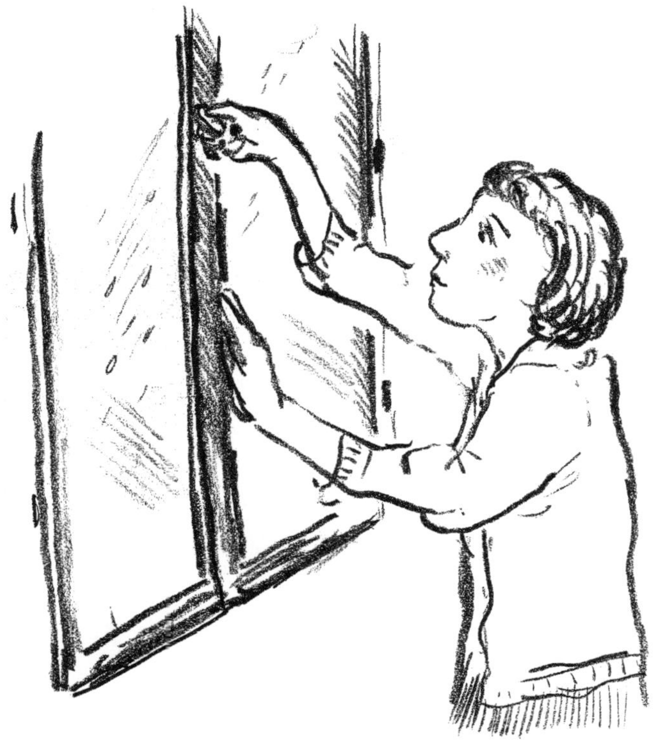

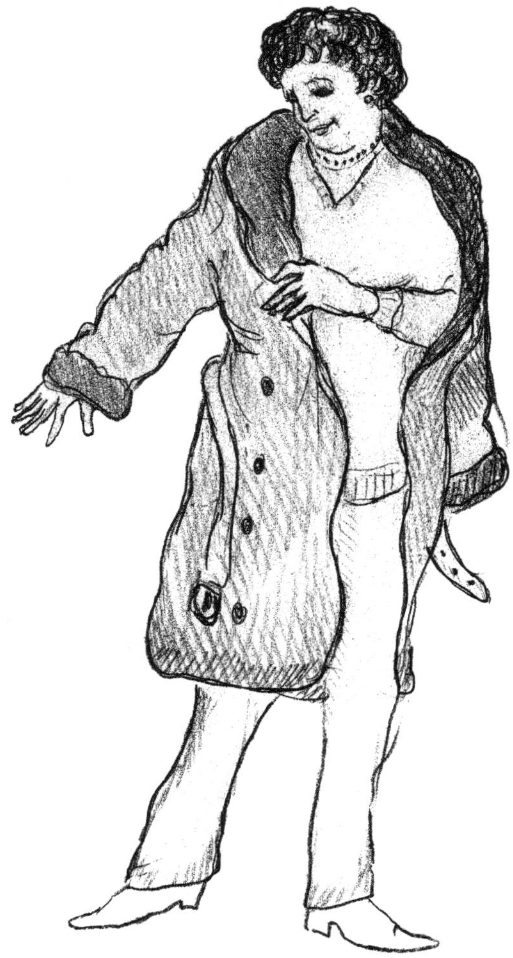

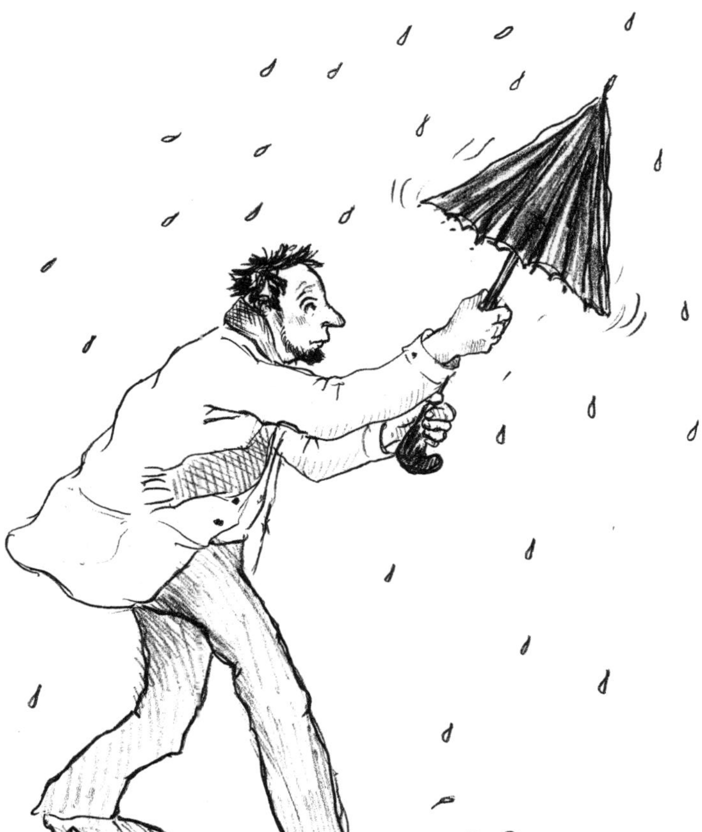

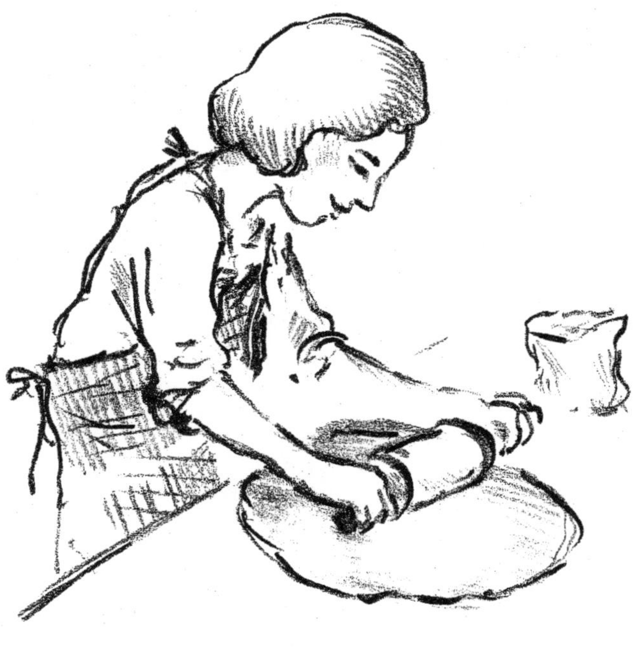

Block 4, Gruppe 3: macht das Fenster zu,
zieht den Mantel an, spannt den Schirm auf, rollt den Teig aus

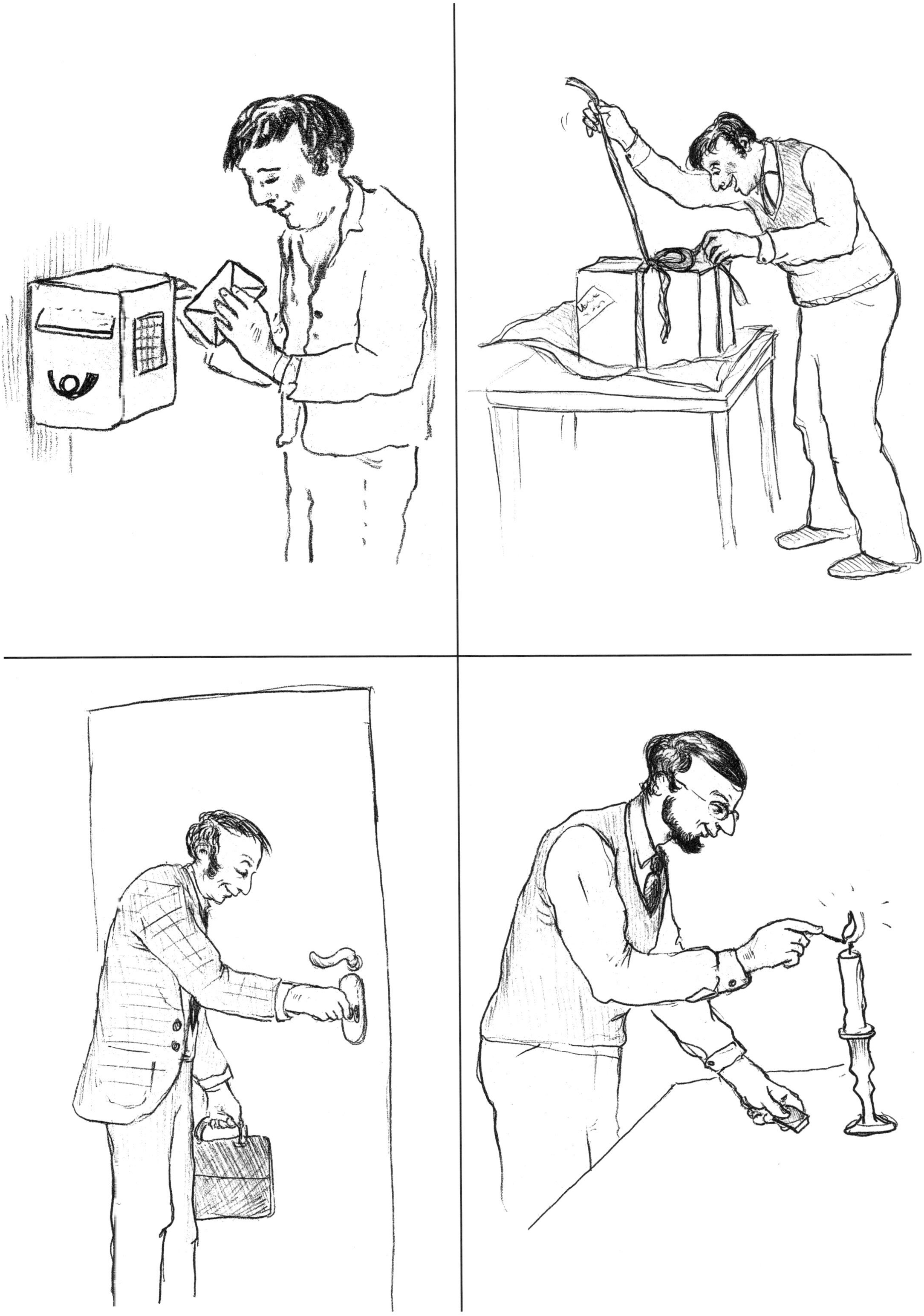

Block 4, Gruppe 4: steckt den Brief ein,
macht das Paket auf, schließt die Tür ab, zündet die Kerze an

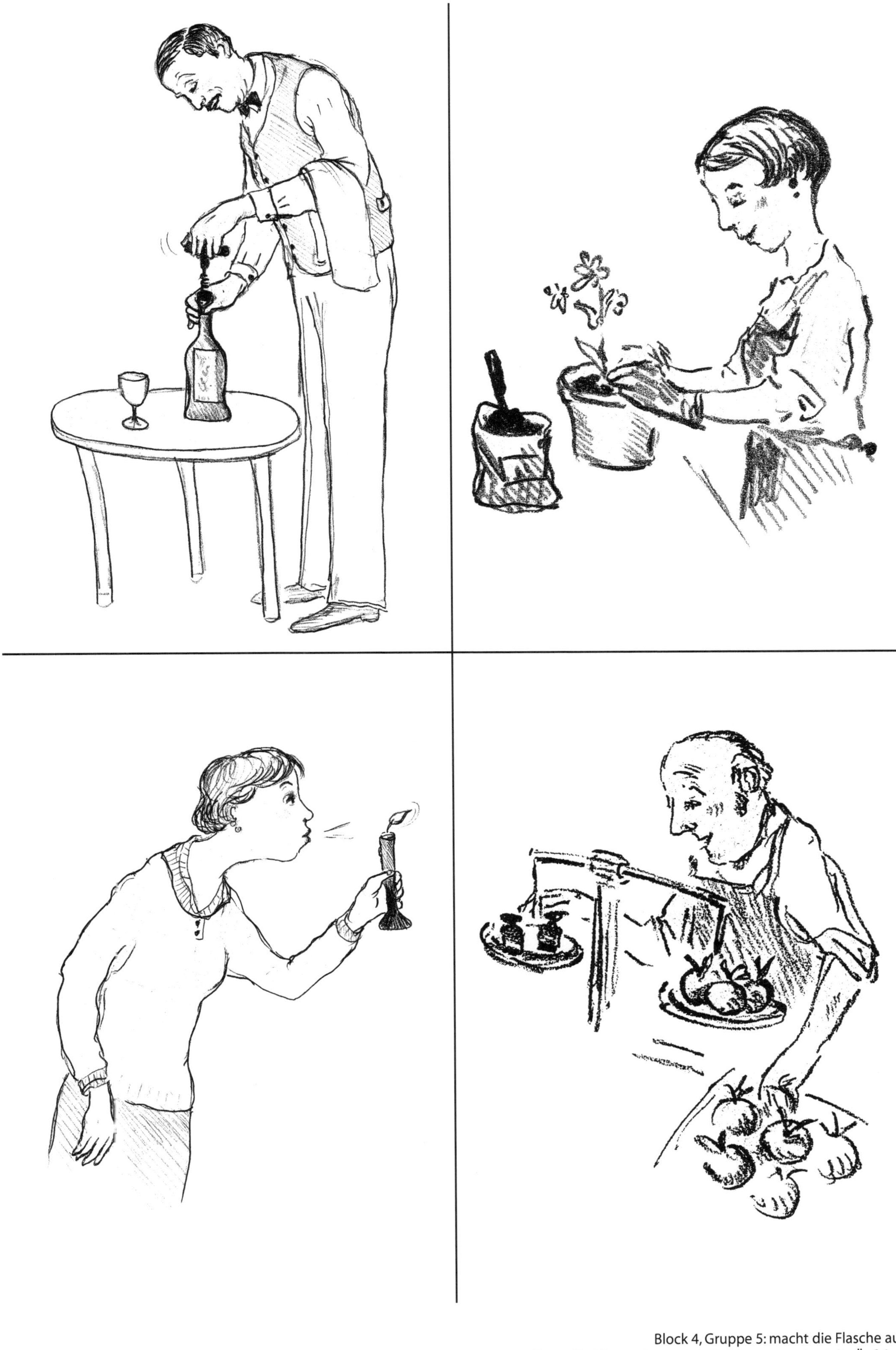

Block 4, Gruppe 5: macht die Flasche auf, pflanzt die Blume ein, pustet die Kerze aus, wiegt die Äpfel ab

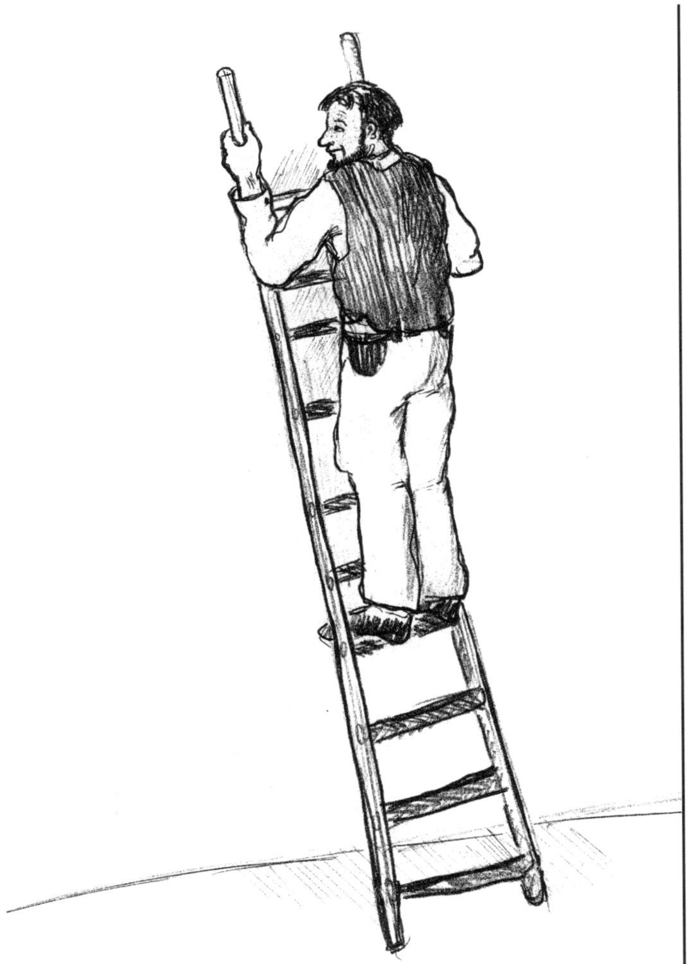

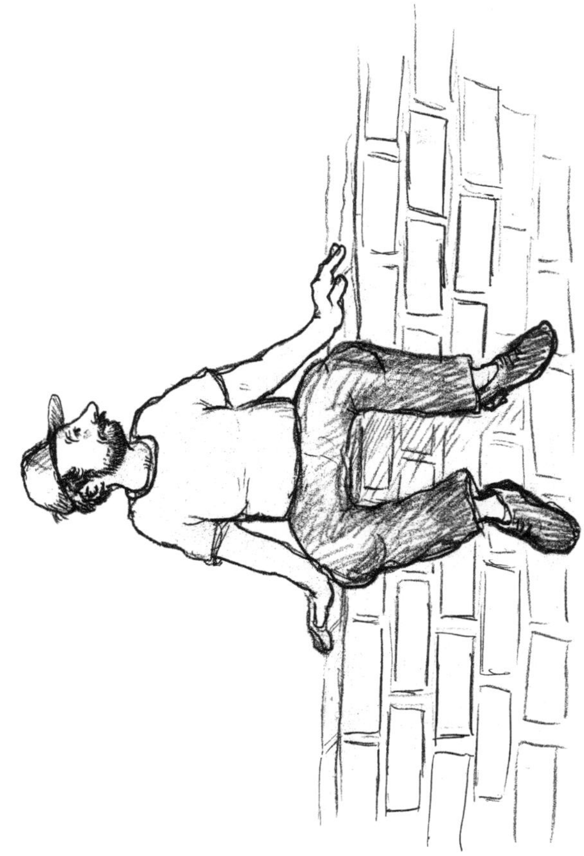

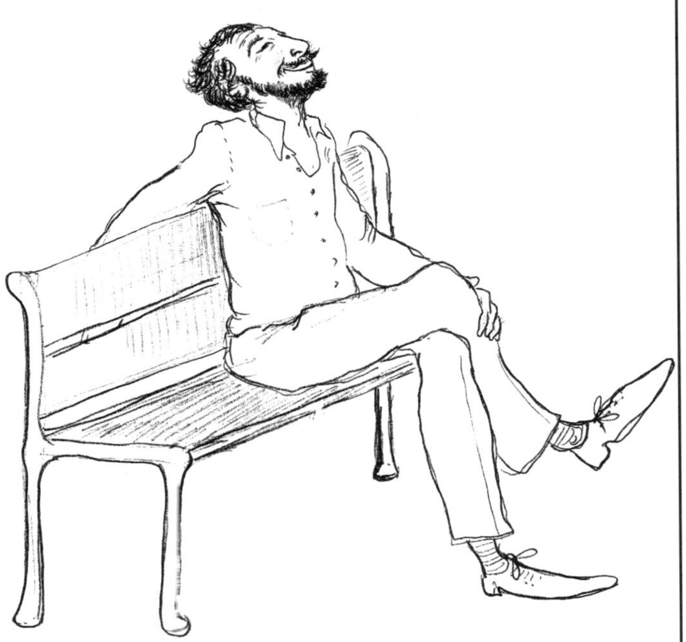

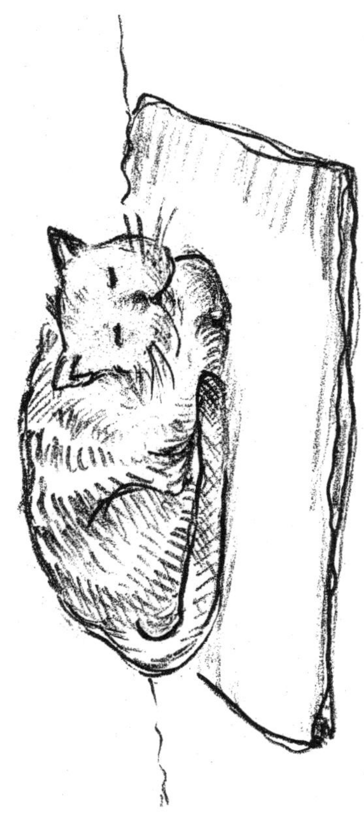

Präpositionen: auf der:
steht auf der Leiter, sitzt auf der Mauer, sitzt auf der Bank, liegt auf der Matte

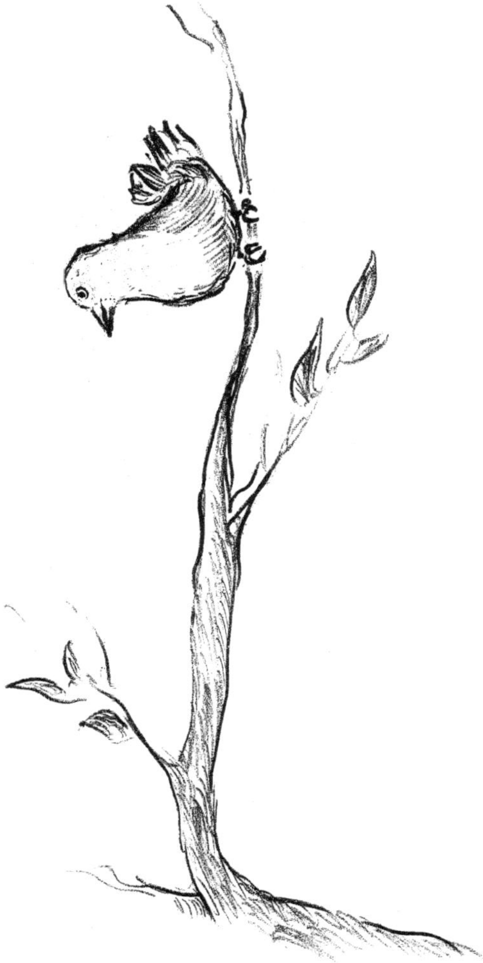

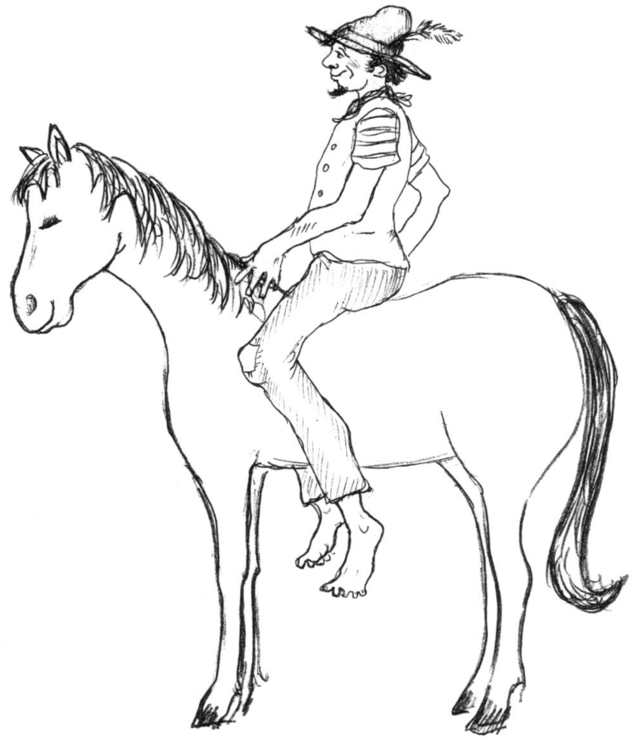

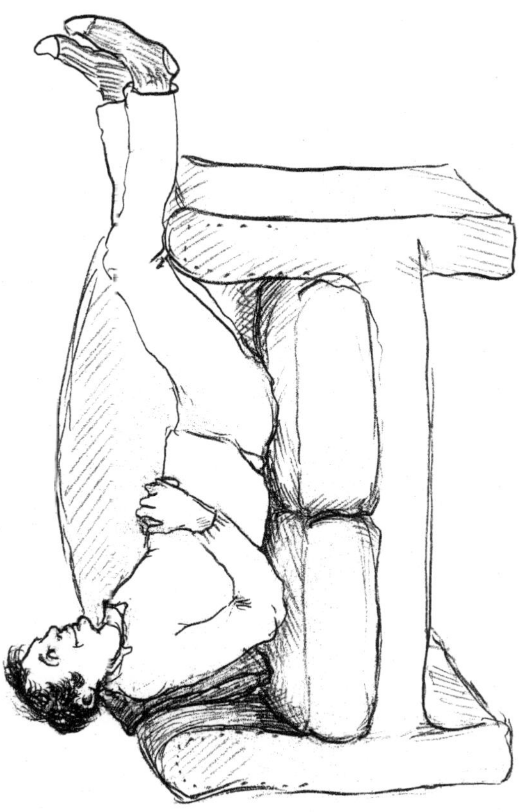

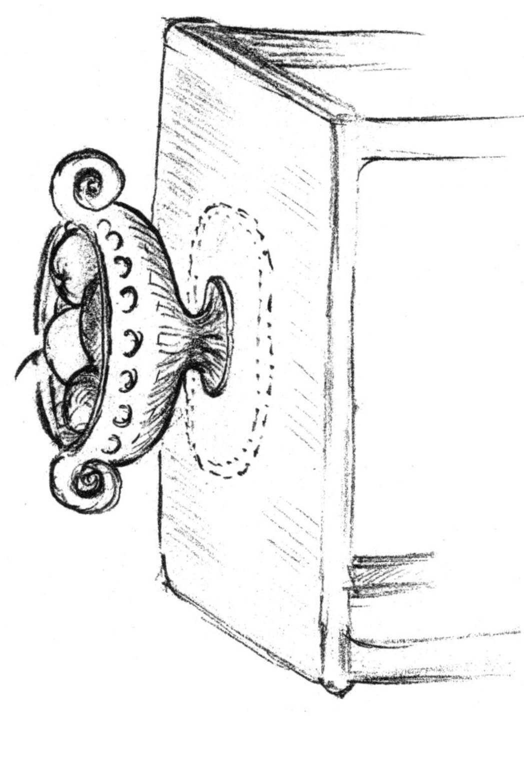

Präpositionen: auf dem: sitzt auf dem Ast, sitzt auf dem Pferd, liegt auf dem Sofa, steht auf dem Tisch

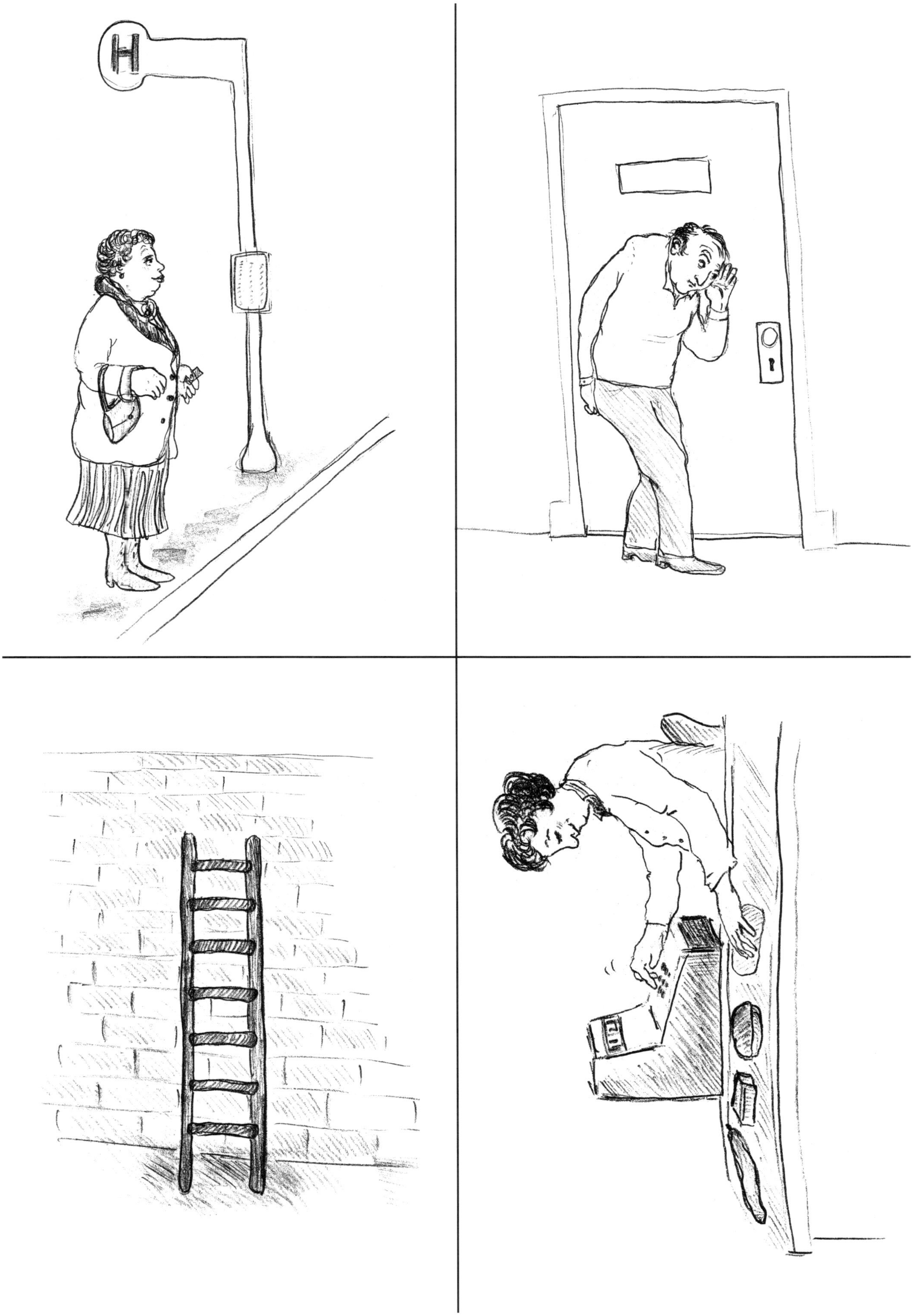

Präpositionen: an der: steht an der Haltestelle, horcht an der Tür, lehnt an der Mauer, sitzt an der Kasse

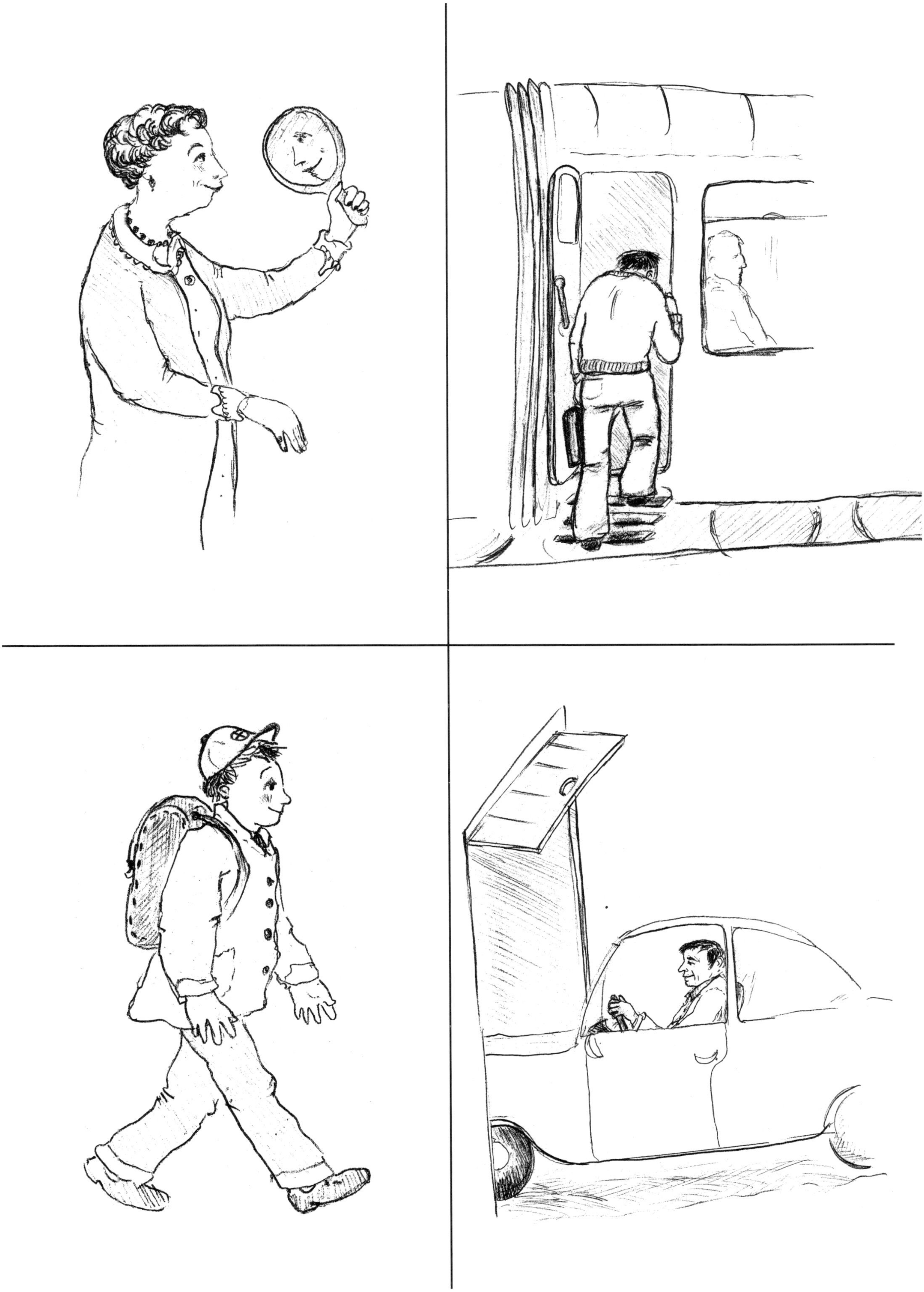

Präpositionen: in den: schaut in den Spiegel, steigt in den Zug, geht in die Schule, fährt in die Garage

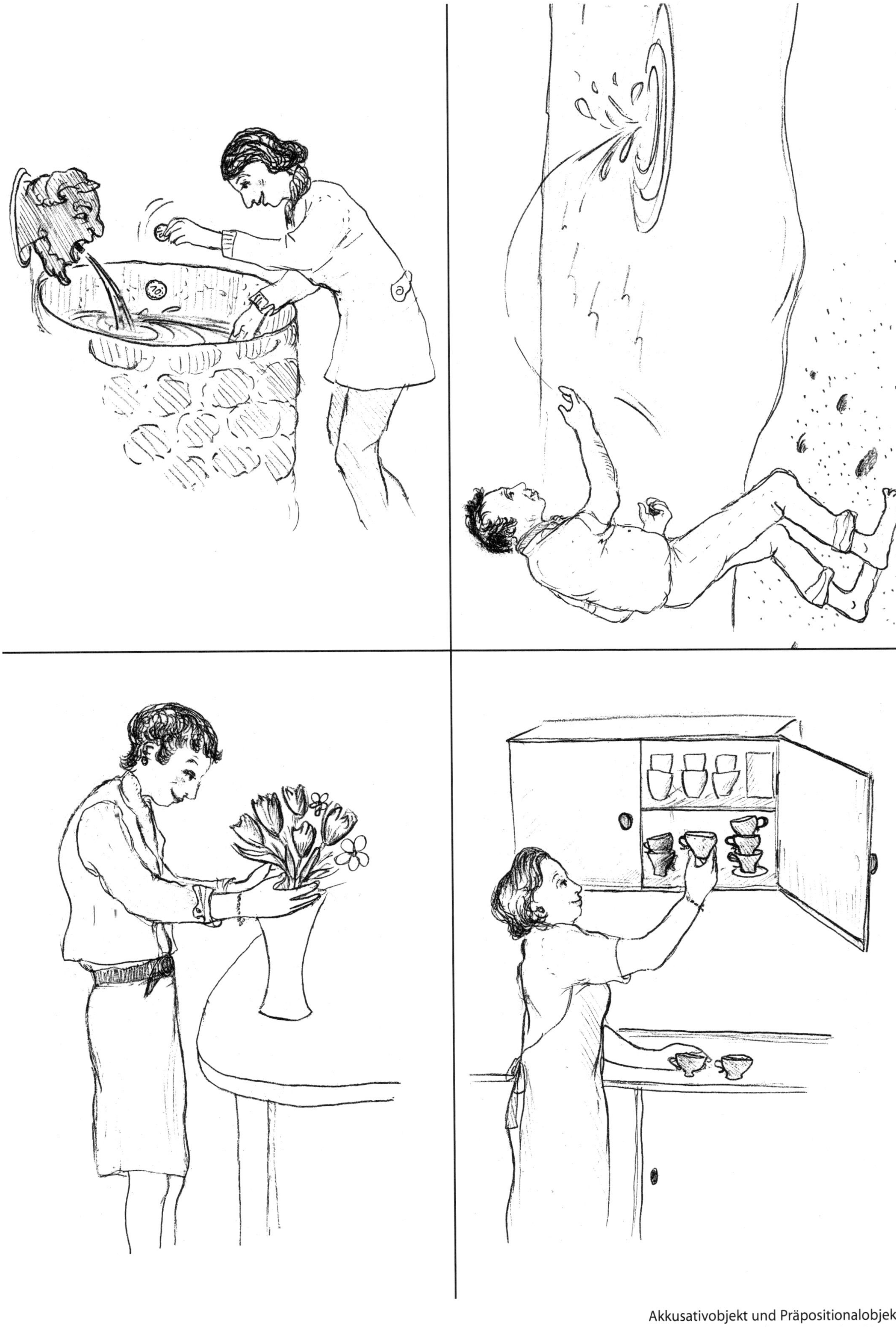

Akkusativobjekt und Präpositionalobjekt:
wirft Münzen in den Brunnen, wirft Steine in das Wasser,
stellt Blumen in die Vase, stellt Tassen in den Schrank

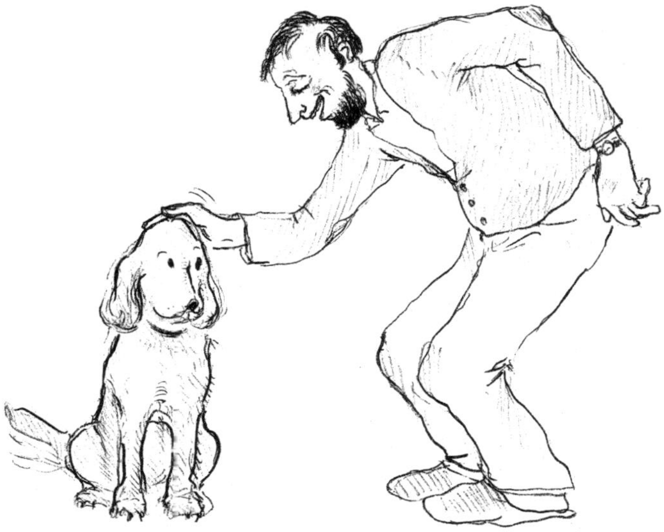

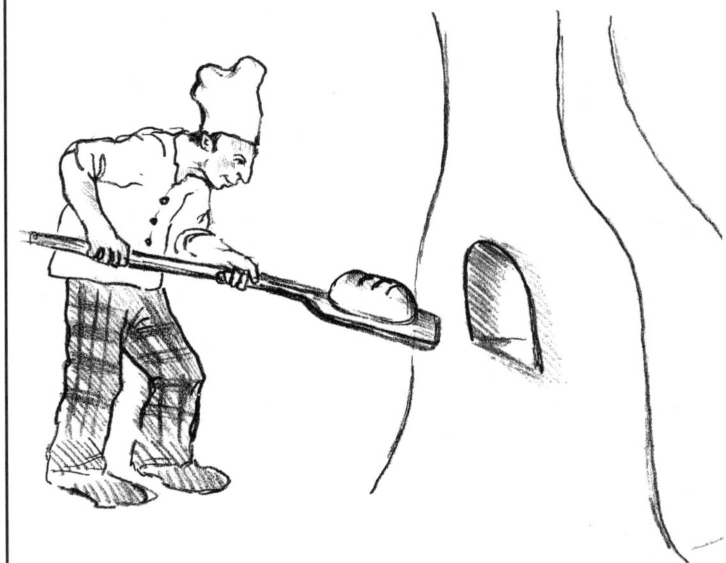

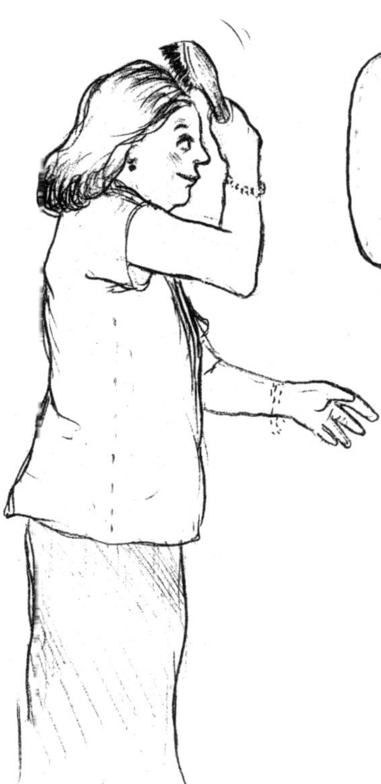

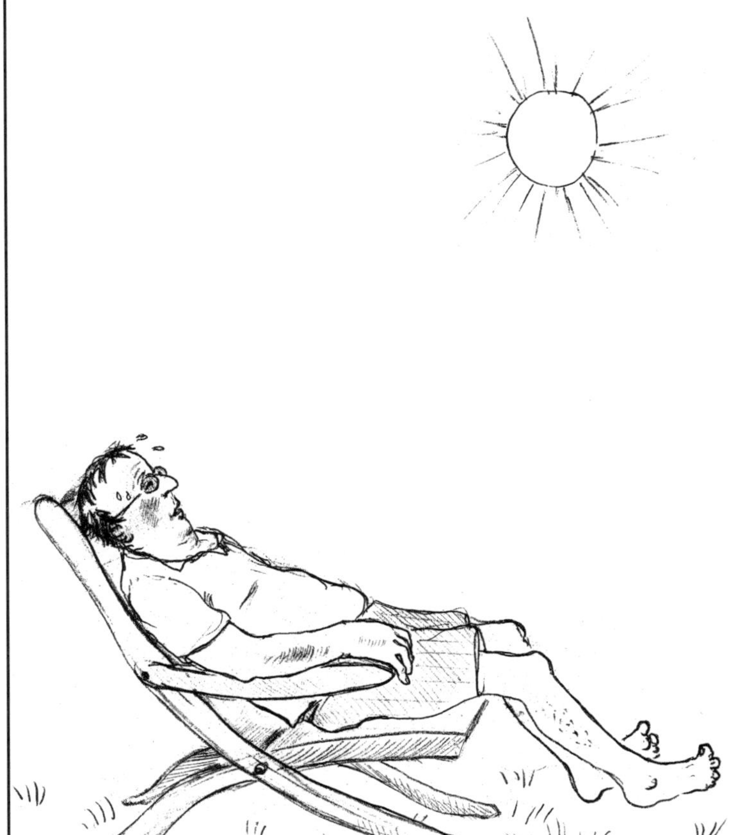

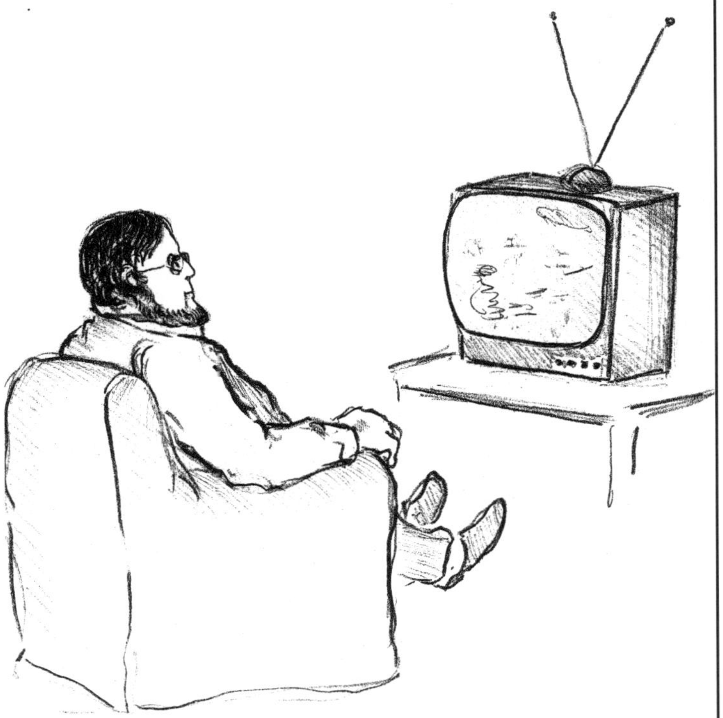

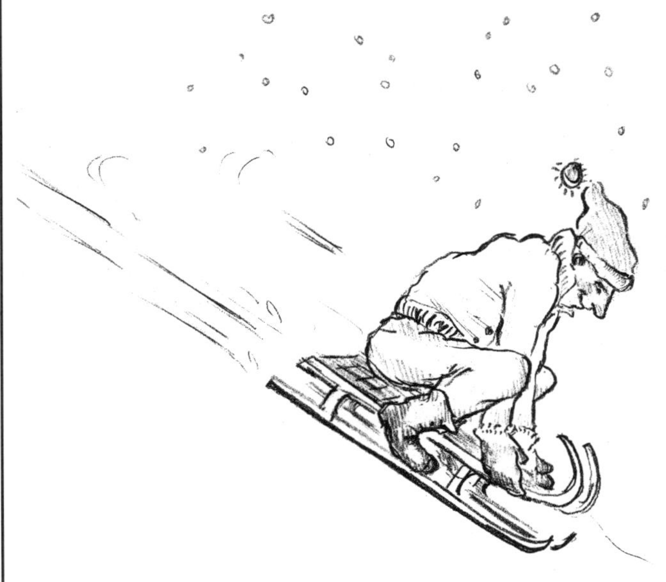

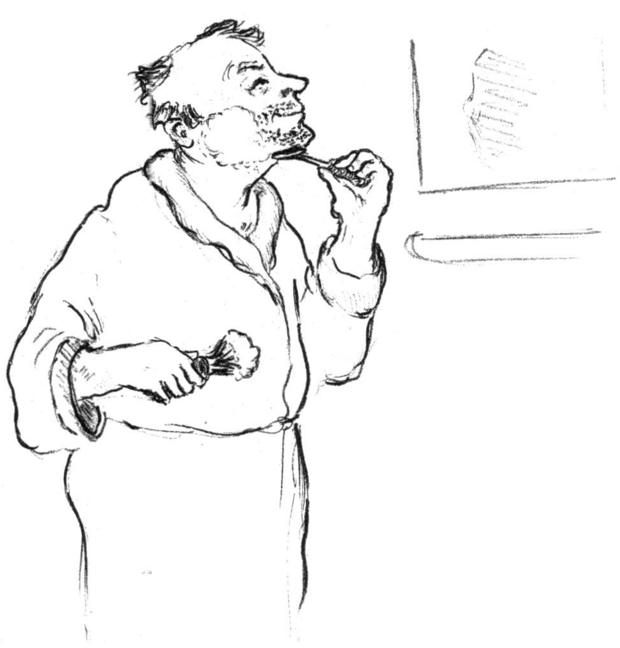

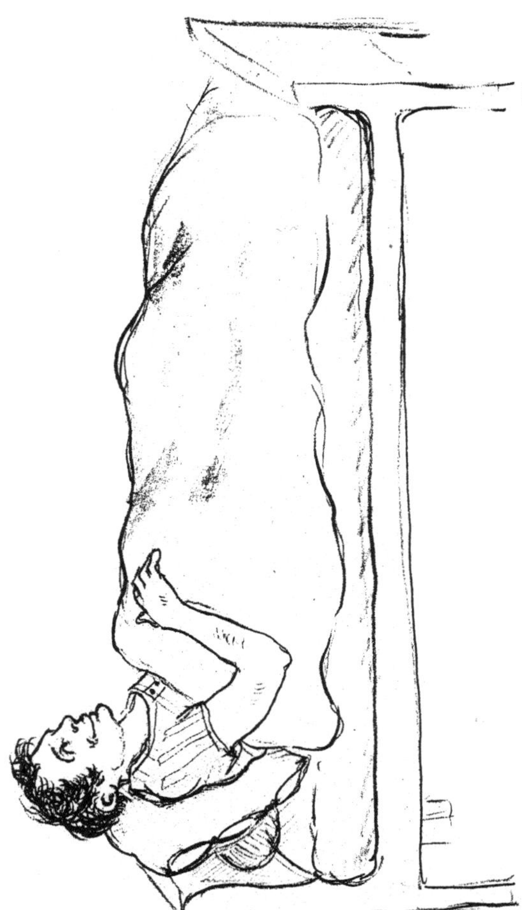

Befundbogen

Name: Datum:		Bild	Bild	Bild	Bild
Zeigen					
Zuordnen					
Dialog	Substantiv				
	Verb				
Geben					
Wortlegen	Substantiv				
	Verb				
Abschreiben					
Vokal Einsetzen	Substantiv				
	Verb				
Selbständig Schreiben	Substantiv				
	Verb				
Bemerkungen					